dr. med. ulrich
strunz

Strategien der Selbstheilung

Impressum

4. Auflage

Originalausgabe

in der Penguin Random House Verlagsgruppe GmbH, Neumarkter Str. 28, 81673 München
www.heyne.de

Projektleitung: Ernst Dahlke
Redaktion: Christian Wolf
Bildredaktion: Tanja Zielezniak
Coverdesign: Eisele Grafik-Design, München
Layout/DTP-Bearbeitung: Buch-Werkstatt GmbH, Bad Aibling/Kim Winzen
Gesamtherstellung: Alcione, Trento

Printed in Italy

MIX
Papier aus verantwortungsvollen Quellen
FSC® C021956

Penguin Random House Verlagsgruppe FSC®-N001967

ISBN: 978-3-453-20094-4

Danksagung

Mein besonderer Dank gilt Anne Jacoby sowie Dr. Kristina Jacoby für ihre großartige Unterstützung.

Haftungsausschluss

Die Ratschläge in diesem Buch sind sorgfältig erwogen und geprüft. Sie bieten jedoch keinen Ersatz für kompetenten medizinischen Rat. Alle Angaben in diesem Buch erfolgen daher ohne jegliche Gewährleistung oder Garantie seitens des Autors und des Verlages. Eine Haftung des Autors bzw. des Verlages und seiner Beauftragten für Personen-, Sach- und Vermögensschäden ist ausgeschlossen.

Bildnachweis

Bigstock: U2 (barnaul), U3 (urfingus); **Blaschke, Kay:** 8; **fotolia:** 26 (ibreakstock), 50 (Jan Schuler), 140 (margo555); **Gettyimages:** U1 (Jonathan Kantor/Photodisc), 77, 78, 180 (Westend 61), 90 (Tetra Images), 112 (Jose Luis Pelaez Inc), 169 (Blend Images-Kid Stock), 172 (Johan Gustafsson), 176 (peled 99), 204 (moodboard); **iStockphoto:** 10 (Vika Valter); **Plainpicture:** 84 (Kniel Synnatzschke), 192 (Mihaela Ninic), 208 (Elektons 08); **Royalty Free:** U1 (Jonathan Kantor/Photodisc/GettyImages); **shutterstock:** 188 (Denis Burdin); **Südwest Verlag Archiv:** 128 (Antje Plewinski); **Thinkstock:** 46 (iStock/Halfpoint).

dr. med. ulrich
strunz

Strategien der Selbstheilung

In sieben Schritten zur Gesundheit

HEYNE

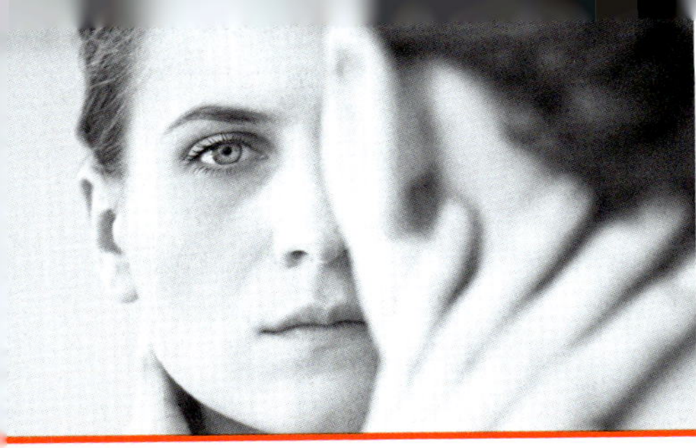

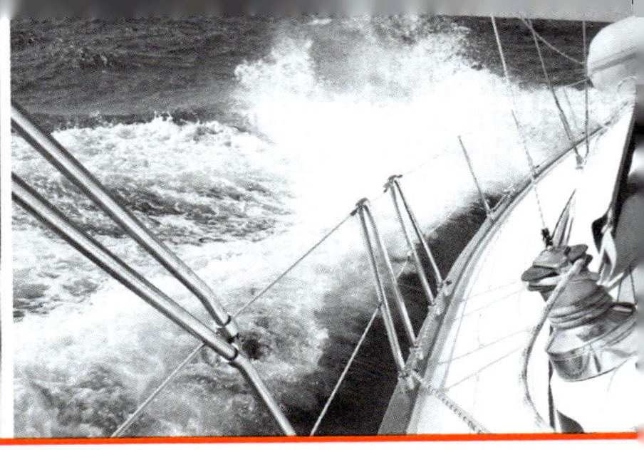

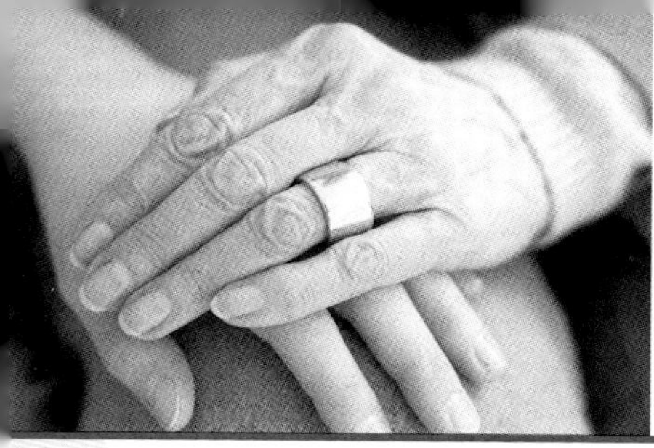

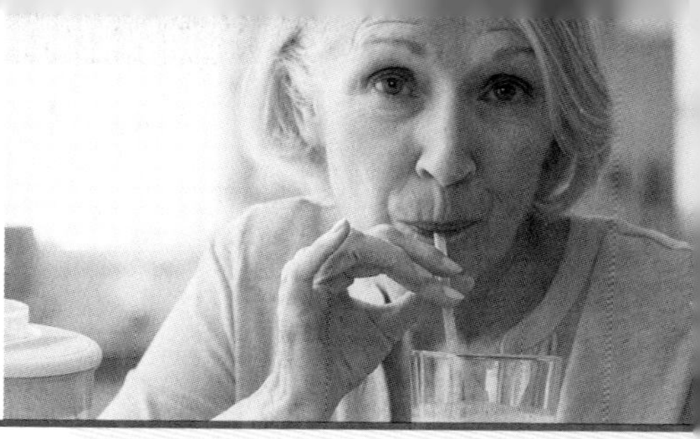

Unterstützer suchen

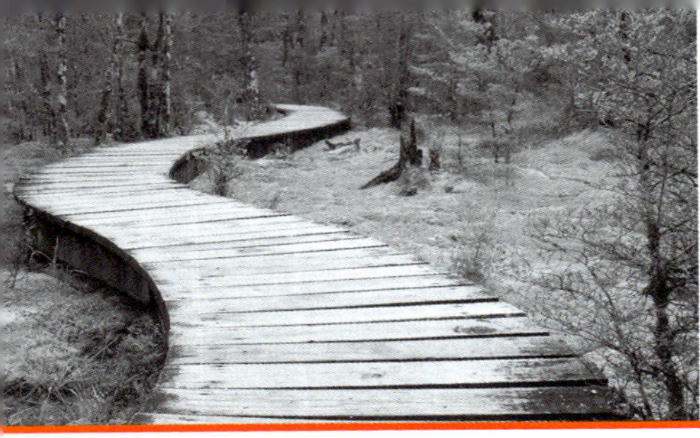

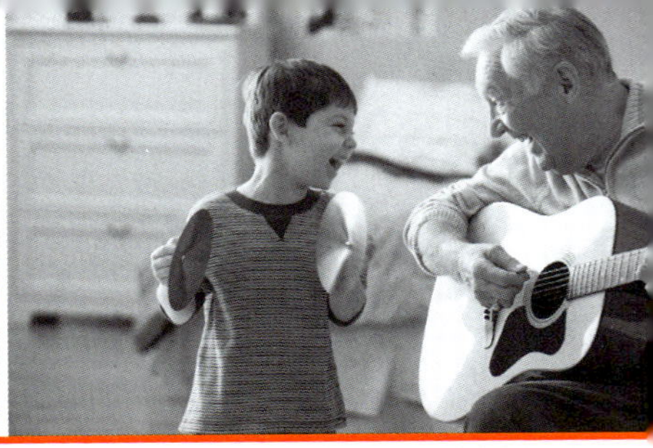

Jetzt: Umsteuern!

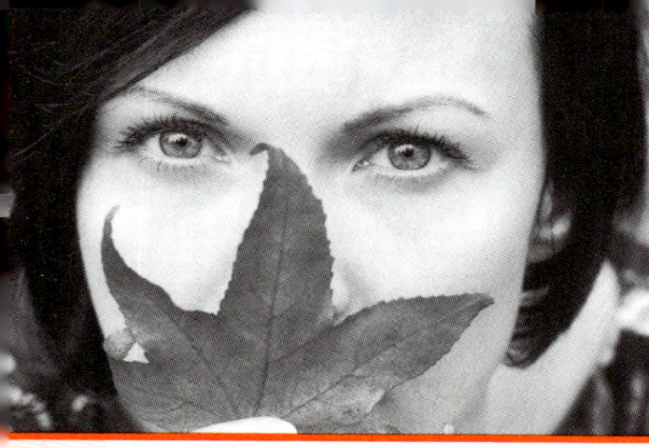
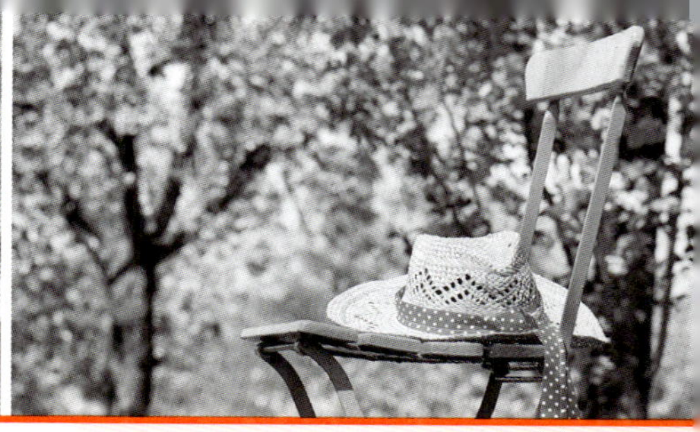

Sicher auf dem richtigen Weg bleiben

Flagge zeigen

Ankommen

Vorwort

Selbstheilung ist kein Wunder

Wunder? An Wunder glaube ich nicht. Denn wenn wir genauer hinschauen, sehen wir hinter jedem medizinischen Wunder einen Menschen. Wir sehen die erstaunlichen Selbstheilungskräfte des Körpers. Und der Seele. Die jeder selbst herauskitzeln kann, wenn er drei ganz einfache Dinge tut:

- Endlich die Sportschuhe schnüren und loslaufen. Und damit die Gene umschalten auf *gesund.*
- Endlich den Kopf klarkriegen. Schluss machen mit dem Stress, den Sorgen. Stattdessen umschalten auf *souverän.*
- Endlich das Junkfood aus dem Kühlschrank räumen und die Kohlenhydratbomben ersetzen durch die *drei Diamanten.*

Diese drei. Ich meine Eiweiß, Vitamine und Co. sowie Omega-3. Genetisch korrekte Kost. Das Geheimnis dahinter? Die tiefgründige Einsicht, dass essenzielle Stoffe heilen. Dass Aminosäuren, Vitamine und Co. eindeutig sehr viel stärker, sehr viel wirksamer sind als sämtliche Pharmapräparate.

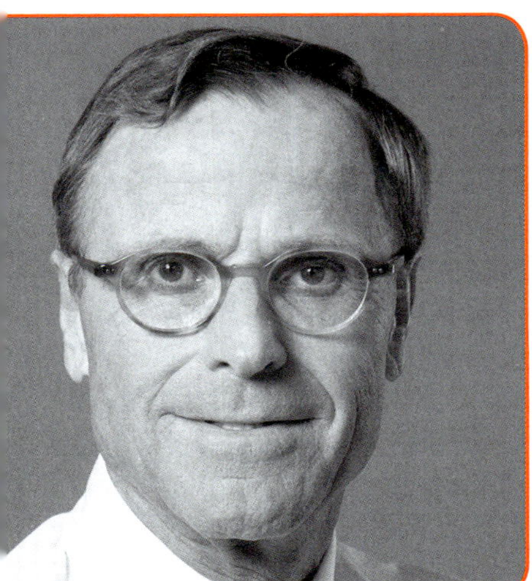

Dass es tatsächlich so ist, zeigt das Beispiel der jungen Frau, der die Ärzte noch drei Monate Lebenszeit prophezeit hatten. Das hat sie nicht hingenommen. Ist stattdessen losgelaufen, hat den Zucker verbannt. Die Nudel. Das Brot. Jetzt, vier Jahre später, lebt die trotzige junge Dame immer noch. Und sieht ausgesprochen vergnügt aus.

Diese Wunder geschehen täglich in Deutschland. Man hört nur wenig davon. Geschrieben wird viel häufiger über die Niederlagen. Also über übliche Therapien, die oft nicht helfen. Sie geben sich damit nicht zufrieden. Sie schreiben selbst, wie Sie es geschafft haben.

Seit dem Buch *Wunder der Heilung* ist die Flut der Briefe, die ich täglich lesen darf, noch größer geworden. Da liegt es nahe, die Geschichten der Selbstheilung systematisch auszuwerten. Welche Schritte haben zur Heilung geführt? Welche molekularmedizinischen Zusammenhänge stehen dahinter? Ergebnis: Der Weg zur Heilung besteht im Prinzip aus immer den gleichen sieben Schritten.

1. **»Ja« sagen.** Augen öffnen und »Ja« sagen: »Ja, mir geht es nicht gut. Ja, ich ändere das jetzt.«
2. **»Jetzt ich« sagen.** Verantwortung übernehmen. Für die eigene Gesundheit. Für das eigene Leben. Sich selbst ans Steuer stellen.
3. **Hilfe holen.** Ärzte und Angehörige sind jetzt wichtig, Freundinnen und Freunde, viele suchen sich auch metaphysische Unterstützer.
4. **Umsteuern.** Den Kurs wechseln. Schnell und radikal. Oder ganz langsam. Hauptsache, konsequent.
5. **Immer weitergehen.** Beharrlich auf dem neuen Weg bleiben. Auch dann, wenn Gegenwind aufkommt.
6. **Flagge zeigen.** Position beziehen. Auch dann, wenn andere Menschen den neuen Lebensstil, die neue Lebenseinstellung nicht verstehen. Sogar ablehnen.
7. **Ankommen.** Das Wunder der Heilung geschehen lassen. Gerne lächelnd …

Jede Heilung ist eine Selbstheilung. Lassen Sie sich in diesem Buch durch zahllose Geschichten der Heilung mitreißen. Sie inspirieren nicht nur Tausende andere Menschen, sondern ermutigen auch mich jeden Tag wieder, in meine Praxis zu gehen und zu meinen Patienten zu sagen: »Ich heile Sie!« Mit dem kleinen Nachsatz: »Wenn Sie mitmachen.«

Herzlichst, Ihr

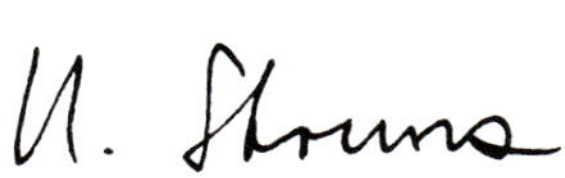

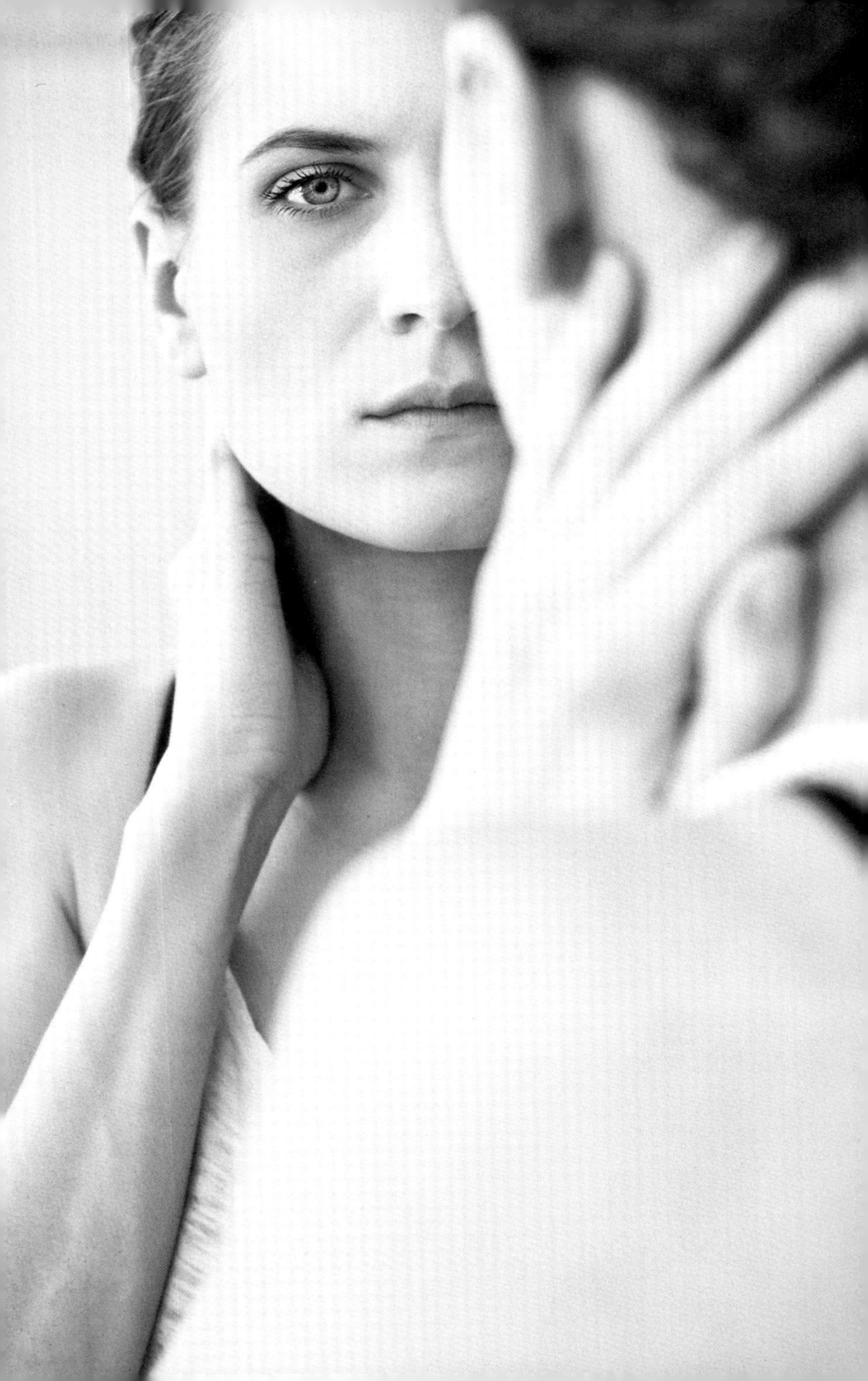

Augen auf, Ja! sagen

Wir können die Augen so fest verschließen, dass wir Übergewicht, geschwollene Gelenke und sogar hervortretende Geschwüre nicht sehen. Jahrelang. Doch irgendwann können und wollen wir nicht mehr ausweichen. Gut so! Genau jetzt ist die Chance da, das ganze Leben auf den Prüfstein zu stellen. Zu sagen: »Ja, so will ich nicht mehr weitergehen.« Vor allem: »Ja, ich fange ganz neu an!« Aufstehen, dem Leben eine Chance geben. Der größte Schritt zur Heilung ist in diesem Moment schon geschafft.

Losgehen, wenn gar nichts mehr geht

Es gibt sie überall: Patienten, die ihren Hausärzten auf der Nase herumtanzen. Die viele glückliche Jahre nach der Krebsdiagnose weiterleben – obwohl ihnen nur wenige Wochen vorausgesagt wurden. Patienten, die den Orthopäden auslachen. Die locker den Marathon laufen – einen nach dem anderen, und das, obwohl das mit ihrem kaputten Knie »eigentlich« gar nicht geht. Patienten, die ihren Psychologen verblüffen. Die plötzlich souverän sind – wie ein Adler, weil sie sich mit dem richtigen Mineralwasser (Lithium!), mit jeder Menge Sonne (Vitamin D!), mit einer Extraportion Lieblingsmusik (Stress ade!) beim täglichen Lauf durchs Grüne (Sauerstoffdusche!) selbst geheilt haben. Ohne Pharma. Ganz einfach.

Ich habe das große Glück, dass Sie mir jeden Tag davon berichten. In kurzen Mails, in langen Briefen. Manchmal schicken Sie Fotos. Beweisbilder. Da winkt der Ex-Rollifahrer vom Segelboot: stehend, blitzvergnügt. Da zeigt sich der Mittfünfziger grinsend am Strand: mit Badehose, ohne Körperfett. Da läuft die Großfamilie über die Wiese: mit Opa in der Mitte, der entgegen allen Prognosen sein Asthma, seine Herzbeschwerden losgeworden ist.

Patienten also, die gesund werden, obwohl niemand daran geglaubt hat. Außer ihnen selbst und ihren Verbündeten. Weil sie den richtigen Weg gegangen sind. Ihren individuellen Weg zur Heilung. Die Ausgangspunkte könnten unterschiedlicher nicht sein:

Manche Patienten halten sich für einen derartig seltenen *Sonderfall,* dass sie eine Heilung praktisch für sich ausschließen – bis sie dann doch umdenken. Andere leiden tatsächlich *körperlich* unter knirschenden Gelenken und kaputten Knochen – setzen sich dann aber trotzdem in Bewegung. Wieder andere sind *seelisch* »im Keller« – finden dann aber doch einen Weg zurück ins Sonnenlicht. Viele haben die Kontrolle über ihr Leben verloren – und treten dennoch entschlossen ans Steuer.

Seltene Sonderfälle

Der Weg zur Heilung kann ziemlich steinig sein. Vor allem der Start gestaltet sich oft schwierig. Da wird abgewiegelt, da wird abgestritten, da werden klar bewiesene medizinische Zusammenhänge für falsch erklärt. Ein oft gewählter Weg besteht darin, sich selbst für einen sehr, sehr seltenen Sonderfall zu erklären, für den völlig andere Naturgesetze gelten als für den Rest der Weltbevölkerung.

Für einen solchen Sonderfall hält sich auch eine bemerkenswerte Schweizer Persönlichkeit namens Jean Nuttli. Der nach eigener Einschätzung an einer »seltenen Stoffwechselkrankheit« leidet: »Wenn ich eine Pizza esse und dazu ein Cola trinke, bin ich gleich zwei Kilo schwerer.« Meint Nuttli. Ob er selbst ernsthaft daran glaubt, vermag ich nicht zu sagen. Immerhin behauptet er nicht, dass ihm diese zwei Kilo allein durch einen *Blick* in den Kühlschrank zufliegen. So etwas hört man ja auch gelegentlich.

Scherz beiseite. Jean Nuttli muss man ernst nehmen. Er ist tatsächlich eine Ausnahmepersönlichkeit. Staunen Sie mit: Mit 22 Jahren wiegt er 125 Kilo bei 45 Prozent Körperfett. Ist also ziemlich umfangreich. An diesem Punkt sagt er »Ja«. So soll es nicht mehr weitergehen. So will er nicht mehr weiterleben. »Man wird ja angepöbelt und gemobbt, wenn man so dick ist!«, ärgert er sich. Er beginnt auf dem Rad. Auf dem Ergometer. Zuerst eine Stunde täglich, dann bis zu acht Stunden. Nach sechs Monaten wiegt er nur noch 69 Kilo, Körperfett nur noch 8 Prozent. Das war 1996.

Im Jahr 2000 wird er bei den Schweizer Meisterschaften im Zeitfahren Dritter. Im Jahr 2001 Erster. 2002 knackt er den Schweizer Stundenrekord mit 47,093 Kilometern. Bis heute ist er mehr als 500 000 Radkilometer auf der Rolle gestrampelt, kann täglich 2500 Liegestütze und 2500 Sit-ups stemmen und jährlich, auf Höhenmeter umgerechnet, 400 Mal aufs Matterhorn steigen. (Quellen: *»FIT for LIFE«* 2/2015, S. 54 und www.radsport-news.com/sport/sportnews_32845.htm)

Was war da los? Da hat ein »Sonderfall« aufgehört, sich selbst etwas vorzumachen. Ist losgesaust mit eisernem Willen. Ist weit übers Ziel hinausgeschossen. Hat meinen größten Respekt.

Alles kaputt? Dann erst recht!

Mindestens ebenso häufig wie *Sonderfällen* begegne ich *Mängelexemplaren.* Nach dem Motto: »Alles kaputt, die Gelenke, der Rücken … Ich kann ja gar nicht!« Einerseits stimmt es ja. Jeder Mensch hat hier und da eine kleine Abweichung. Eine Rippe zu viel, einen platten Fuß, eine leichte Kurzsichtigkeit. Vielleicht sogar einen angeborenen Diabetes.

Die entscheidende Frage ist der Umgang mit dieser kleinen Abweichung. Jeder hat die Wahl: Er kann sich hinsetzen und jammern. Oder er steht auf und sagt sich: »Auch schon egal! Jetzt erst recht!« Ein magischer Satz. Der, ausgesprochen von einem Erlanger Orthopädie-Professor, mich mit 19 Jahren vom Rollstuhl befreit hat. Nach dem Motto: »Ist auch schon egal. Mehr kaputtmachen können Sie nicht. Da können Sie besser gleich Tennis spielen, als hier im Rollstuhl herumzusitzen.« Eine völlig neue Art der Medizin. Hat mich nie mehr losgelassen.

Auf diesen magischen »Egal!«-Satz bin ich im Forum unter www.strunz.com gestoßen (16.01.2014). Hocherfreut. Da hat ein Sportler ein kaputtes Sprunggelenk. Kaputt heißt: extreme Arthrose. Was tut man? Man versteift es, der Schmerzen wegen. Das Verfahren heißt Arthrodese. Da gibt es die Bolzungsarthrodese, die Verriegelungsarthrodese. Klingt schlimm! Ist schlimm. Hat fürchterliche Nachwirkungen. Der Sportler ist auf einen ganz anderen Trick gekommen. Hat den »Egal!«-Satz ernst genommen. Darf ich?

»Muss jetzt hier mal meine unglaubliche Freude ausdrücken. Ich habe seit einem Kletterunfall vor zehn Jahren eine hochgradige Sprunggelenksarthrose (hätte laut Ärzten schon vor Jahren eine Arthrodese bekommen sollen). Habe mich ja für gut informiert gehalten, und es war mir durchaus bewusst, dass regelmäßige Bewegung das absolut Beste für mein Gelenk ist. Aber Laufen hatte ich

für mich absolut ausgeschlossen! Die bisherigen Versuche hatten immer nach zehn Minuten mit deutlichen Schmerzen geendet.
Nach dem diesjährigen Weihnachtsfest hatte ich so starke Schmerzen, dass ich in der Früh nicht einmal normal gehen konnte. Da hab ich mir gedacht: Auch schon egal! Und habe mit dem Vorfußlauf begonnen. Den genauen Verlauf möchte ich euch ersparen, aber: Ich bin gestern zehn Kilometer gelaufen und heute in der Früh ohne Schmerzen aufgestanden!!! Für mich ist das ein Wunder.«

Ein Wunder? Ganz und gar nicht. Das ist nur korrektes Verhalten. In diesem Fall: Vorfußlauf. Will sagen: Ihre Gelenke und allem voran Ihre Gene wollen Ihnen nichts Böses, sondern im Gegenteil: Wer sich korrekt bewegt *und* sich genetisch korrekt ernährt, hat eine gute Chance, gesund zu werden. Unkaputtbar gesund. Beweis? Siehe oben. Jedem Resignationsorthopäden unverständlich, der lieber künstliche Gelenke montiert oder Hyaluronsäure spritzt. Gibt es alles. Hilft nur meist alles nichts. Genauso wenig wie Schonung mit Sofa und Treppenlift.

Schluss mit der Schonhaltung! Heute wissen wir, dass Bänder, Meniskus und Knorpel im Knie unter extremer Belastung nicht zwangsläufig leiden. Bewiesen von Astrid Benöhr, die zwischen 1987 und 2005 zahlreiche Ironman-Wettkämpfe und Ultratriathlon-World-Cups absolviert und eine Menge davon gewonnen hat. Benöhr war Weltmeisterin im zehnfachen Ironman, also die weltbeste Extremsportlerin. Laut Kernspin hatte sie mit 45 Jahren noch fitte Knie. Bänder, Meniskus und insbesondere Knorpel waren völlig unversehrt. Wobei zehnfacher Ironman bedeutet, dass Sie am Stück (wirklich: am Stück!) 38 Kilometer schwimmen, 1800 Kilometer Rad fahren und dann, damit Ihnen nicht langweilig wird, noch 420 Kilometer laufen.

Gelenke stecken extreme Belastungen nicht nur locker weg, sie lieben sie sogar. Denn gerade unter Belastung passiert die Heilung. Gerade dann! Einen Schlusspunkt unter den Irrglauben, dass Laufen (gemeint ist korrektes Laufen) Ihre Knorpel, Ihre Bänder schädigen würde, setzt nun die Auswertung vom Transeurope Footrace 2009. Von Bari bis zum Nordkap. 4487 Kilometer in 64 Tagen. Da liefen Athleten über zwei Monate täglich etwa 70 Kilometer. Da wurden tatsächlich 2637 Kernspinbilder angefertigt. (Quelle: *BMC Med,* 2012 Jul 19; 10:78. doi: 10.1186/1741-7015-10-78)

Und was ergab die Auswertung der Bilder? Der Körper repariert gerade unter extremer Belastung geschädigte Knorpelstrukturen. Deutlich zu beobachten vor allem an Knie- wie auch an Sprunggelenken. Messbar via Wassergehalt und Kollagenmatrix im Knorpel der Sprung- und Kniegelenke, messbar auch via Knorpelabbaumarker im Blut. Sehnen, Bänder und Gelenke in den Füßen der Läufer wurden nicht in Mitleidenschaft gezogen. Relevante pathologische Veränderungen waren nicht sichtbar. Beobachtete Dr. Uwe Schütz, Mediziner aus Ulm. Der mit einem mobilen Kernspingerät 44 Läufer bei diesem extremen Transeuropa-Lauf begleitet hat. Das heißt für Sie: Wer sitzt, bekommt Arthrose. Wer läuft, täglich läuft, lang läuft, bekommt immer gesündere Knorpel (»… reparieren sich«). Hatte eine Astrid Benöhr längst bewiesen, die ohne Schmerzen locker geradezu übermenschliche Laufleistungen hingelegt hat. Jetzt ist es amtlich.

Ausgetickt? Den Grund finden!

Höllen gibt's zwei: Einmal die körperliche. Die Hölle namens Schmerzen. Chronische Schmerzen von einer Intensität, bei der auch Morphin kaum hilft. Das Leben wird ausweglos. Und dann die seelische: Depression, Ängste, Panikattacken Tag und Nacht. Jahrelang. Depressionen (nach meinen Operationen) kenne ich zwar, aber Angststörungen, Panikattacken …? Das stelle ich mir grausig vor. Und freue mich umso mehr, wenn ich meine Patienten auch bei einer solchen Selbstheilung unterstützen darf.

Mit der mir eigenen Methode: Molekularmedizin. Große Blutanalyse. Zwei ausführliche, präzise Berichte. Berichte, die bewusst nicht mit unverständlicher Fachsprache gespickt sind, wie sonst in der Medizin üblich, damit der formulierende Arzt als Experte besonders gut dasteht.

!

Blutanalyse – was ist das?

Fester Bestandteil einer Standard-Vorsorgeuntersuchung ist eine Blutanalyse. Diese konzentriert sich auf den Gesamtcholesterin- und auf den Glukosewert. Cholesterin soll dabei Hinweise auf mögliche Herz-Kreislauf-Probleme geben. Ein erhöhter Blutzuckerwert kann ein Zeichen für Diabetes sein.
Eine umfassende Blutanalyse zeigt darüber hinaus die Konzentration aller wichtigen Vitamine, Hormone und Aminosäuren an, außerdem die Werte für Mineralstoffe, Spurenelemente und Schwermetalle. Eine solche Analyse ist sehr aufwendig – aber nur sie kann Auskunft geben über tiefer liegende Zusammenhänge. So sind Antriebsschwäche und Leistungstiefs häufig keine »Depression«, sondern die Folge von gravierendem Vitamin-D-Mangel, von zu wenig freiem Testosteron oder fehlenden essenziellen Aminosäuren.

Ich halte Arztbriefe direkt an den Patienten für ein wichtiges Instrument auf dem Weg der Heilung. Und zwar Arztbriefe, die bewusst komplizierte Verklausulierungen weglassen. Stattdessen auf Klartext setzen. Ganz einfach und verständlich. Und mit durchschlagender Wirkung:

»Als Allererstes möchte ich Ihnen danken, dass Sie mir als einziger Arzt nach zehn Jahren schwarz auf weiß zeigten, wo das Problem lag. Ich habe unter Panikattacken und Ängsten gelitten, wurde nachts aus dem Schlaf gerissen

und dachte, ich sterbe. War nervlich davon am Ende. Hatte dadurch Probleme in der Arbeit sowie privat, und das über Jahre. Machte den Weg wie jeder von Arzt zu Arzt. Tablette an Tablette. Kur an Kur, aber keiner konnte mir zu hundert Prozent sagen: Hier ist das Problem. Sie aber. Nun sind zwei Wochen vergangen. Ich hatte seither keine einzige Panikattacke mehr und schlafe besser, und das dank Ihnen. Meine Energie beim Meditationslauf wird immer besser und die Strecken länger. Ich fühle mich körperlich nicht mehr so erschöpft, und das Aufstehen morgens wird immer besser.«

Was ist da passiert? Es war nicht einfach der Mensch, der wegen psychischer Mängel ausgetickt ist. Es waren seine aus dem Gleichgewicht geratenen Blutwerte, die der Psyche zugesetzt haben. Mit derartigen Ausreißern bei den Eiweißwerten, mit derartig seltsamen Werten in Sachen Lithium, Eisen, B-Vitamine, Vitamin D, Magnesium kann die Psyche kaum etwas anderes tun, als in die Knie zu gehen. Blutwerte korrigieren heißt der richtige erste Schritt.

Eingeknickt? Aufstehen!

Jeder hat hierzulande in jedem Moment theoretisch die Freiheit, aufzustehen und seiner Misere den Rücken zu kehren. Von jetzt auf gleich. Vom Boden aufstehen, Schluss mit der Heulerei, das Leben ändern. Das geht. Steht in den Briefen, die täglich in die Praxis kommen. Die klingen immer ähnlich: »Ich habe alles umgesetzt – Ernährungsumstellung, Sport … Alle Probleme sind geschrumpft, einfach lächerlich geworden. Sie haben mir mein altes, glückliches Leben zurückgegeben. Eigentlich noch mehr – ICH bin wieder da. Voller Energie, ehrgeizig, zielstrebig, lebensfroh und selbstbewusst. So wie ich mich gut kenne. Wissen Sie was: Das Leben ist so schön! Ich genieße jeden Tag!«

Ganz ehrlich? So steht das nicht in den medizinischen Lehrbüchern. Da steht etwas von Leukämie und Chemotherapie. Von Herzinfarkt und Operation. Da steht überhaupt nichts von »voller Energie, ehrgeizig, zielstrebig, lebensfroh und selbstbewusst«. Das erfährt ein Arzt erst von seinen Patienten. In der Praxis.

Wobei es nicht ganz richtig ist, dass der Arzt, dass also ich das »Leben zurückgeben« könnte. Nicht der Arzt rettet die Patientin. Von ihm kommt nur der eine oder andere Stups. Eine Liste mit Laborwerten. Ein Brief. Alles andere macht die Patientin selbst. Sie rettet sich selbst. Sie selbst ist es, die aufsteht.

Es gibt immer einen Weg

Für viele neu: Es gibt immer einen Ausweg. Es gibt immer Hilfe. Und da muss ich nicht einmal die Religion bemühen. Das Geheimnis der Heilung steckt in jedem selbst. Und es genügt der Satz:

Heilung ist immer Selbstheilung.

Versteht jeder prinzipiell. Nur fehlt so oft die Gebrauchsanleitung. Was also soll man konkret in einer ausweglosen Situation tun? Das verrät ein Christian per E-Mail, der nach einem Burnout zufällig auf das Buch *Warum macht die Tomate dick?* gestoßen war. »Hab mehr als Selbstversuch meine Ernährung umgestellt, hatte ja nix mehr zu verlieren.« Und was passiert? Zehn Kilo weg in drei Wochen, Laufleistung ging durch die Decke bei weniger Anstrengung – kein Wunder bei dem deutlich geringeren Reisegepäck auf den Hüften. »Ich finde den Erfolg in so kurzer Zeit echt klasse!!«, steht in der Mail. Mit zwei Ausrufungszeichen.

Gelesen? »Ich hatte ja nichts mehr zu verlieren.«

Heißt das Gleiche wie

»… auch schon egal, jetzt renne ich los«. Hilft immer. Weil Heilung einen fitten Stoffwechsel braucht. Sauerstoff. Sonne. Und ein erstes, ganz einfaches Anti-Stress-Mittel.

»... auch schon egal, weg mit der Nudel«. Der Verzicht auf leere Kohlenhydrate hilft ebenfalls immer. Weil Heilung keine Nudeln braucht, sondern Eiweiß. Gesunde Fette. Vitamine. Mineralien. Wissen Sie ja.

»... auch schon egal, Schluss mit dem Gejammer«. Hilft auch immer. Weil Heilung besser funktioniert, wenn Sie bei bester Laune sind. Geradezu trotzig optimistisch. Und wenn Sie geliebt werden, starke Mitstreiter haben.

Ich hab's nach meinem Unfall, als auch die Ärzte nicht mehr weiterwussten, genauso gemacht. Heilung ist immer Selbstheilung. Wie stark diese Kraft ist, zeigt sich häufig erst, *nachdem* man mit dem Fahrrad gestürzt ist und sich die Knochen gebrochen hat, *nachdem* man die Krebsdiagnose schwarz auf weiß in der Hand hält, *nachdem* man den Herzinfarkt mit knapper Not überlebt hat.

Der New Yorker Psychologe George Bonanno, der Überlebende des Anschlags vom 11. September untersucht hat, ist sogar zu dem Ergebnis gekommen: Dass Menschen mit Krisen gut fertig werden, ist gar keine Ausnahme. Es ist sogar die Regel (vgl. Schnabel 2015). »Der Mensch ist ein zähes Tier«, sagt Bonanno.

Um besser zu verstehen, warum wir so derartig zäh sind, wie wir es offenbar sind, schauen wir uns jetzt genauer an, warum der Körper das überhaupt kann – sich selbst heilen.

Der Körper will sich selbst heilen

Im Schnitt 18 Mal pro Jahr sitzt jeder Deutsche im Behandlungszimmer. Also ein bis zwei Mal pro Monat. Ein Rekord im Vergleich mit anderen Industrieländern. In den meisten Fällen nimmt der Patient dann ein Rezept mit, holt in der Apotheke ein Mittelchen ab. Das manchmal wirkt. Oft auch nicht. Das unerwünscht »nebenwirkt«. Meistens jedenfalls. Dabei gehen die meisten alltäglichen Krankheiten ganz von selbst wieder weg. Der Körper heilt sich selbst. Wenn man ihn lässt.

Doch machen wir uns nichts vor. Mit einigen Problemen kommt unser wunderbarer Körper ohne Hilfe der Chirurgie, ohne Hilfe von Pharma nicht so gut zurecht. Krebs. Angeborener Diabetes. Schwere Unfälle. Herzinfarkt. Um nur einige zu nennen. Doch auch bei derartig »schweren« Fällen kann uns der Körper mit Heilungsprozessen überraschen, die in der Schulmedizin eigentlich nicht vorgesehen sind. Da ist der Kinderknochen schon nach vier Tagen wieder stabil. Der große Tumor im Bauchraum verschwunden. Das gibt es.

Spontanheilung ist möglich

Prof. Dr. Walter Michael Gallmeier stand der Medizinischen Klinik und dem Institut für Medizinische Onkologie, Hämatologie und Knochenmarkstransplantation am Klinikum Nürnberg vor. Er hat sich intensiv mit Spontanremissionen bei Krebs befasst. Sein zusammen mit Dr. Herbert Kappauf verfasstes Buch *Nach der Diagnose Krebs – Leben ist eine Alternative* stieß auf große Resonanz – Kappauf gab anschließend noch ein Buch zu diesem Thema heraus: *Wunder sind möglich – Spontanheilung bei Krebs.* Beide wurden natürlich angefeindet. Haben aber immer weitergeforscht, sich nicht mundtot machen lassen. Gallmeiers Motto war (vgl. Kappauf 2014, S. 18):

> »Wer nicht an Wunder glaubt, ist kein Realist.«
>
> .... PROF. DR. WALTER MICHAEL GALLMEIER ...

Das heißt für Sie: Hören wir auf, schlecht zu träumen. Geben wir lieber dem Wunder eine Chance. Werden wir realistisch! Deshalb schauen wir uns jetzt genauer an, was hinter dem Wunder steckt: Selbstheilung, Spontanremission, Selbstorganisation.

Selbstheilung: eigentlich kein Wunder

Dass der Körper sich selbst jeden Tag regeneriert, wieder aufbaut, sich selbst heilt, das ist gar nichts Ungewöhnliches. Das ist Alltag. Das ist Leben. Die Erkältung verschwindet nach ein paar Tagen (wenn das Immunsystem die richtigen Vitamine, Proteine und Co. bekommen hat). Ebenso der blaue Fleck an der Wade, die Schnittwunde am Finger, sogar der Knochenbruch (wenn der Körper dazu die richtigen Bausteine hat).

Je mehr wir die eigene Biologie berücksichtigen – also ausreichend schlafen, uns ausgiebig bewegen, uns ausgewogen mit allen Vitalstoffen versorgen und regelmäßig den Gedankenmüll aus dem Oberstübchen entsorgen –, desto schneller, besser, nachhaltiger die Selbstheilung. Das alles hat gar nichts mit Wundern zu tun, das ist ganz normal. Das ist Biologie. Das ist Molekularmedizin.

Nicht normal ist, dass wir hierzulande bei Krankheiten reflexartig eben nicht zuerst das ganz Gewöhnliche tun: gesund schlafen, essen, laufen und den Kopf aufräumen. Also die wunderbaren Selbstheilungskräfte des eigenen Körpers anstoßen. Sondern zum Arzt laufen. Auf komplizierte Erklärungen mit viel Fachgeheimsprache hoffen. Lange Rezepte für Pillen erwarten. Zur Apotheke laufen und fest daran glauben, dass wir uns besser fühlen, wenn wir unsere Körperchemie mit Pharma künstlich verändern. Obwohl die Basis nicht stimmt.

Wobei richtig ist: Pharma macht Schmerzen erträglicher, Pharma nimmt den Druck in der Brust, Pharma bringt den Schlaf zurück … Aber: Pharma deckt eine Krankheit oft nur zu. Drückt sie weg. Mit zahllosen Nebenwirkungen. So ist Heilung nicht möglich. Dabei liegt sie oft so nah. Leicht nachzuvollziehen an den Beispielen Asthma, Knochenbruch und sogar bei psychischen Problemen.

Asthma kann verschwinden

Viele Jahre lang haben wir Asthma immer nur behandelt. Nie geheilt. Das hat sich geändert. Heute können wir Asthma heilen. Die Medizin ist weitergekommen. Die Medizin hat sich in den letzten Jahren zu etwas Herrlichem entwickelt. Nicht nur für den Patienten, sondern auch für den Arzt. Was glauben Sie, was für ein Glücksgefühl mich durchströmt, wenn ich diese Zeilen lese:

»Seit Anfang Februar habe ich die isolierten Kohlenhydrate nahezu von meinem täglichen Speiseplan verbannt. Die Ergebnisse haben mein Leben enorm positiv verändert. Ich bin 46 Jahre alt und Vater. Seit meinem vierten Lebensjahr litt ich an allergischem Asthma, und alle Versuche, sowohl schulmedizinisch als auch alternativmedizinisch, waren kläglich gescheitert.
Seit ich nun die Ernährung auf Ihre Prämissen umgestellt habe und mindestens zwei Mal täglich Eiweißpulver trinke, ist mein Asthma sehr schnell und ohne großen Aufschrei verschwunden. Heißt: Ich bin nach über 40 Jahren beschwerdefrei und brauche kein Medikament mehr. Im Ausdauersport haben sich wie in der täglichen Leistungskurve neue Welten aufgetan.«

Was ist da passiert? Bei Asthma funktioniert das Immunsystem nicht richtig. Betroffene leiden unter einer ständigen Entzündung der Atemwege. Warum die Entzündung? Als Ursache sind allergische Reaktionen möglich oder Infekte. Möglich ist auch, dass zu viele Kohlenhydrate den

Stoffwechsel so durcheinandergebracht haben, dass die Mitochondrien überlastet sind. Dass außerdem nicht mehr die richtigen Enzyme zusammengebaut werden können, oder dass zwar die richtigen Enzyme da sind, diese aber nicht richtig arbeiten können, weil die notwendigen Vitamine und Aminosäuren fehlen. Was schließlich zur Autoimmunerkrankung Asthma führt.

Fallen nun die entzündungsfördernden Kohlenhydrate weg und werden die Gene stattdessen mit Eiweiß und Vitaminen verwöhnt, führt ein tägliches Sportprogramm außerdem dazu, dass die Zellen mit Sauerstoff geflutet werden, dann kann es passieren, dass das Immunsystem sich stabilisiert. Dass die Entzündung aus den Atemwegen verschwindet. Dass das Asthma verschwindet.

Brüche wachsen zusammen

Es passiert ziemlich häufig: Da knickt man beim Laufen um, und schon ist der Mittelfußknochen kaputt. Und los geht immer die gleiche Leier: Operation unbedingt erforderlich. Keine Alternative in Aussicht. Viele Ärzte warnen vor Risiken und Spätschäden. Weil sie sich einfach nicht vorstellen können, dass sich der Körper sogar nach solchen Unfällen vollständig selbst heilen kann. Also ganz ohne Messer, Skalpell, Spülung, Nähfaden.

Da hatte ich Besuch von einem Patienten in meiner Praxis, der das nicht mitmachen wollte. Der viel gelesen hat, der mitgedacht hat, der sich über die Vorannahmen der Ärzte hinweggesetzt und beherzt einen Selbstversuch gestartet hat. Hochinteressant:

- Stoßtherapie, Vitamin D 50 000 I.E.
- Vitamin-D-Dosis von 6000 I.E. auf 12 000 I.E. täglich gesteigert
- 200 µg Vitamin K2
- 90 µg K1
- 1000 mg Vitamin C
- 100 mg Zink
- 1500 mg Kalzium

Hier nimmt jemand seine Gesundheit ernst. Hat viel gelesen und setzt sein Wissen in Taten um. Interessant ist sein Vorgehen deshalb, weil er es nicht nur bei den üblichen Nahrungsergänzungsmitteln (NEM) belässt, sondern sich selbst darüber hinaus Folgendes verschreibt: viel Eiweiß aus Soja, Fisch, Fleisch, Proteinpulver, Omega-3-reiche Kost und Krafttraining.

Wer bei einem Unfall zuerst an Pharma und NEM denkt, der vergisst häufig die Basis. Die Bausteine, aus denen sich der Körper überhaupt regeneriert. Das sind, wenn wir an das Immunsystem denken: Eiweiße und Fette. Das sind, wenn wir an die Knochen denken: Eiweiße und Fette. Das ist, wenn wir an die Regeneration denken: Bewegung statt Stillstand. Sogar Krafttraining, im Einzelfall sogar auch dann, wenn sich behandelnde Ärzte das nicht vorstellen können. Es sogar ausdrücklich verbieten.

Die Geschichte oben ging jedenfalls so aus: Nach vier Wochen (!) war der Bruch komplett durchbaut und stabil. Der behandelnde Arzt war sprachlos. Schmerzen hatte der Patient nicht.

Eiweiß und Fett machen's möglich

Was steckt dahinter? Wenn ein Knochen bricht, dann geht nicht nur hartes Material in die Brüche. Es passiert viel mehr: Der Knochen selbst ist von einer Bindegewebsschicht umgeben, in der sich Blutgefäße befinden. Diese Schicht reißt, die Blutgefäße reißen zwangsläufig mit. Blut strömt aus den offenen Gefäßen, bis die Thrombozyten den Blutstrom gemeinsam mit den Gerinnungsfaktoren gestoppt und die Gefäße verklebt haben. Mit dem Blut, das an die Stelle des Knochenbruchs geschwemmt wurde, kommen typischerweise auch undifferenzierte Stammzellen an. Diese sind es, die sich im Prozess der Heilung zu neuen Knochenzellen entwickeln. Dazu müssen sie wachsen und eine Struktur ausbilden, an der sich Mineralien anlagern können, die den Knochen hart machen. Diese Struktur besteht zum großen Teil aus Kollagen, und das ist ein Protein. An dieses Protein lagern sich schließlich so viele Mineralien an, dass das Kollagen in einer fertigen Knochenzelle nur noch 30 Prozent ausmacht.

Grundbaustein Kollagen

Kollagen steckt als Grundstruktur in unseren Zähnen, in den Knorpeln, Sehnen und Bändern und in der Haut. Ein Drittel aller Eiweiße in unserem Körper ist Kollagen.

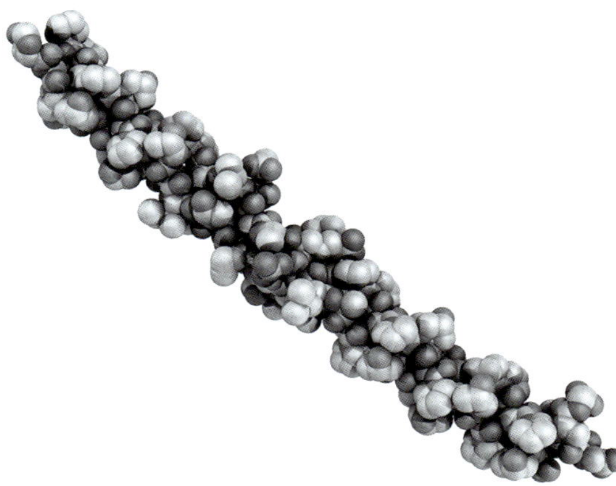

Chemische Struktur eines Kollagenproteins.

Eine ausgewachsene Knochenzelle besteht nicht nur aus Kollagen, sondern zu 60 bis 70 Prozent aus anorganischen Mineralien wie Kalziumsalzen, die sich an das Kollagen angelagert haben.

An das Kollagen lagern sich nur dann erfolgreich Kalziumsalze an, wenn die Versorgung mit Vitamin D stimmt. Denn dieses Vitamin steigert die Aufnahme von Kalzium aus dem Darm und hilft bei der Einlagerung des Kalziums in die Knochenzellen. Das ist der Grund für die Idee, eine Vitamin-D-Stoßtherapie durchzuführen.

Und warum die K-Vitamine? Die werden benötigt, um das Protein Osteocalcin zu bilden, das vorrangig in schnell wachsenden Knochenzellen vorkommt, also nach einem Knochenbruch. Osteocalcin bewirkt die Einlagerung von Kalzium und Phosphat in die jungen Zellen.

Nun steht noch Omega-3 auf der Liste. Das ist aus drei Gründen sinnvoll: Erstens, es stärkt das Immunsystem. Zweitens, es verbessert ebenfalls die Aufnahme von Kalzium. Und drittens, es verbessert die Knochenneubildung.

Bleiben Vitamin C und Zink. Diese beiden helfen bei der grundlegenden Arbeit: beim Aufräumen von Knochensplittern und Zelltrümmern, von Fetzen der Bindegewebsschicht und abgerissenen Muskelsträngen. Um diese herum bildet sich anfangs häufig eine Entzündung – von außen sichtbar in Form eines blauen oder roten Flecks, der sich oftmals heiß anfühlt. Also entzündet. Um die Entzündung zu beseitigen, schickt das Immunsystem Fresszellen und andere Helfer, um wieder Ordnung zu schaffen. Und genau diese brauchen Vitamin C und Zink.

Am besten kann sich unser Körper übrigens an den Schnittstellen zur Außenwelt regenerieren: Schleimhäute, die äußersten Hautschichten, die Fingerspitzen haben extrem gute Selbstheilungsfähigkeiten. Auch bei Erwachsenen noch. Bronchien und Darmzellen, auch Nervenbahnen und Knochen können noch relativ gut heilen. Je tiefer aber eine Verletzung geht, desto schwieriger wird die Reparatur für den Körper. Das ist der Grund, warum wir uns in der Ambulanz mit ein paar Stichen wieder zunähen lassen, wenn das Hantieren mit dem großen Kochmesser nicht ganz so geklappt hat wie geplant.

Auch die Seele heilt

Über Schmerztabletten und Schlaftabletten spricht niemand gerne. Beide Seelentröster helfen Hunderttausenden durch den Alltag. Weil sonst – so meinen die Betroffenen – gar nichts mehr geht. So auch in folgendem Beispiel, das derartig drastisch ausfällt, dass ich mich auf Stichpunkte beschränke:

- *Erster Krebs: Operiert.*
- *Zweiter Krebs: Operiert.*
- *Daumen operiert.*
- *Schulter operiert.*
- *Fuß operiert.*
- *Arthrose Knie.*
- *Osteoporose Wirbelsäule.*
- *Burnout vier Monate.*
- *Nächtliches Zähneknirschen, dabei die Beißschiene durchgebissen (!!!).*
- *Nacken-Kopfschmerzen.*
- *Hände und Füße prickeln.*
- *Sodbrennen.*
- *Krämpfe in der Brust, Wadenkrämpfe.*
- *Betreut Mutter und Schwiegermutter im Altersheim.*
- *Ständig Stress. Kraft reicht nicht mehr.*
- *Extreme Schlafstörungen, kann nicht liegen, das Bein schmerzt, morgens wie gerädert.*

Wie reagiert der Hausarzt? Richtig: mit einem Schlafmittel, mit einem ersten Schmerzmittel, mit einem zweiten Schmerzmittel. Was Nebenwirkungen hat, was abhängig macht, was die Spirale immer weiter herunterschraubt.

Spirale abwärts

Wie gesagt: Das ist hunderttausendfacher Alltag in Deutschland. Leider immer noch. Das Schlimme an der Geschichte ist, dass das hiesige Gesundheitssystem dieses Vorgehen völlig normal findet. Die Universitätsmedizin. Das Krankenhaus. Der Hausarzt. Wer allerdings weiß, dass auch bei einem solchen Fall Selbstheilung möglich ist, der bekommt Zähneknirschen. Vor allem, wenn er liest, wie die Geschichte weitergegangen ist:

»Ich habe noch genau im Ohr, wie Sie sagten: Ich helfe Ihnen! Und das mit meiner Anamnese und nach meinem Ärztemarathon. Und wissen Sie was? Vier Wochen später geht es mir schon viel besser. Mein operierter Fuß schmerzt nicht mehr, sodass ich endlich wieder laufen kann. Morgens um 5.30 Uhr aus dem Schlafanzug, rein in die Laufsachen, und los geht's.
Ich schlafe besser, knirsche kaum noch mit den Zähnen, meine Nackenverspannungen und Kopfschmerzen sind weg. Ich bin kein großer Esser, und wenn ich vier Mal Eiweiß nehme, bin ich fast schon satt für den ganzen Tag. Noch etwas Fisch, Gewürzquark und Gemüse oder Obst. Klasse, drei Kilo einfach so abgenommen. So läuft es sich viel leichter. Und in New York ist nächstes Jahr wieder ein Halbmarathon.«

Die Universitätsmedizin hilft eben nicht. Hilft nicht bei der überwiegenden Zahl der Krankheiten und Befindlichkeitsstörungen. Wenn sie wahllos operiert. Wahllos Pillen verabreicht. Wahllos Hightechgeräte in Stellung bringt. Die Selbstheilungskräfte des Körpers werden so nicht aktiviert. Im Gegenteil: Sie werden lahmgelegt. Dabei war in diesem Fall die Lösung so einfach: Nicht pillenfixierte, nicht apparatefixierte Behandlung. Sondern die Einsicht, dass essenzielle Stoffe heilen. Dass Aminosäuren (also Eiweiß), dass Omega-3 (also die richtigen Fettsäuren), dass Vitamine und Mineralstoffe sehr viel stärker, sehr viel wirksamer sind als sämtliche Pharmapräparate. Natürlich umso mehr, je intensiver der Stoffwechsel gleichzeitig mit Bewegung aktiviert und Fröhlichkeit als Katalysator genutzt wird. Was natürlich völlig unmedizinisch klingt. Aber funktioniert.

Das ist Molekularmedizin. Das ist der Normalzustand. Das ist der Grund, warum Rehe keine Depressionen haben. Und warum Planarien, besser bekannt unter dem profanen Namen Plattwürmer, über so unglaubliche Selbstheilungskräfte verfügen, dass sie jede Verletzung ohne Narben überstehen. Man kann ihnen sogar den Kopf abschneiden – und nach einer Woche sind sie wieder gesund. Plattwürmer essen eben keine Donuts. Und leben ohne Sofa.

Spontanremission: plötzlich gesund

Wenn wir uns etwas nicht vorstellen können, dann können wir es auch nicht sehen. Wenn Sie mein Sachbuch zum Thema »Blut« gelesen haben, dann wissen Sie, wie lange es gedauert hat, bis die Medizin den Blutkreislauf entdeckt hat. Die roten und weißen Blutkörperchen. Es hat Jahrhunderte gedauert. Weil es die Forscher nicht fertigbrachten zu verstehen, dass das Herz eine simple Pumpe ist. Statt einer überaus geheimnisvollen Angelegenheit, in der der liebe Gott selbst die Hände im Spiel hat, wenn das Blut von einer Herzkammer in die nächste transportiert wird.

So ähnlich ist es heute mit dem Krebs. In unseren Köpfen, in den Köpfen der Ärzte, natürlich auch in den Köpfen der Forscher stecken ganz alte Vorstellungen. Und zwar Vorstellungen, die eine Spontanremission, die eine Heilung geradezu behindern.

Erster Irrtum: Wenn du Krebs hast, dann ist das eine Strafe »von oben«. Und weil sie »von oben« kommt, kann der Krebs auch nicht geheilt werden. Das wäre ja inkonsequent von dem »da oben«. Sie wissen so gut wie ich, dass das Mittelalter überstanden und diese Vorstellung falsch ist. Unsinn. Schädlich. Weg damit. Krebs ist, wenn Körperzellen aus dem Takt geraten. Nichts sonst. Kann jedem passieren.

Zweiter Irrtum: Wenn du Krebs hast, stirbst du. Weil der Krebs »bösartig« ist. Diese Vorstellung ist tatsächlich nur eine Vorstellung. Warum sollten wir überhaupt etwas »Böses« im Körper haben? Warum sollten wir an so etwas sterben müssen? Wer behauptet das eigentlich? Unfug! Weg damit.

Dritter Irrtum: Wenn du Krebs hast, musst du furchtbare Pharmabehandlungen über dich ergehen lassen. Und verlierst sehr viel Gewicht, und deshalb musst du besonders viele Kohlenhydrate essen. Unfug! Wir wissen heute, dass gegen Krebs auch Vitamin-C-Infusionen helfen. Und dass Zucker, Brot, Nudeln und Co. den Krebs füttern. Und dass gegen Gewichtsverlust Eiweiß und Fett hilft. Ganz einfach. Ganz billig. Deshalb für die Medizin schwer zu denken.

Vierter Irrtum: Wenn dir eine medizinische Maschine zeigt, dass du Krebs hast, dann hat die Maschine recht. Leider stimmt auch das nicht. Sophia Zackrisson von der schwedischen Lund-Universität hat zeigen können, dass rund 10 Prozent der mittels Mammografie gefundenen Tumore bei Frauen zwischen 55 und 69 Jahren gar kein Brustkrebs sind.

Fünfter Irrtum: Wenn du Krebs hast, dann ist der auf den medizinischen Bildern ganz klar zu sehen. Bewiesen. Stabil wie eine Felsformation. Auch diese Vorstellung ist falsch. Ein Krebs ist kein Stein. Er kann morgen weg sein.

Was heißt Spontanremission?

Der Krebs kann morgen weg sein. Genau das können sich Ärzte nur sehr schwer vorstellen. Erster Grund: Sie haben Angst, jemand könnte behaupten, ihre Diagnose sei falsch gewesen. Zweiter Grund: Sie kennen keine Studien zum Thema Spontanremission. Weil Spontanheilung bei Krebs nicht systematisch im Labor untersucht werden kann. Logisch: Sie tritt eben *spontan* auf, unverhofft, plötzlich, also in der Sprechstunde. Und verschwindet als Fall genau da in der Schublade – siehe Grund Nummer eins, Angst der Ärzte vor Fehldiagnosen. Es kommt noch ein dritter Grund dazu: Wenn ein Krebs verschwindet, dann glauben die Ärzte gerne, dies sei aufgrund ihrer überragenden Ärztekunst geschehen. Tatsächlich weiß man aber nie genau, warum ein Krebs heilt. Weil das Medikament gewirkt hat? Weil der Patient seine Ernährung umgestellt hat? Oder … einfach … so?

Aus diesen drei Gründen ist wenig bekannt über die Fälle, in denen sich der Krebs plötzlich spurlos aus dem Staub gemacht hat. Einfach weg! Was in der medizinischen Fachsprache *Spontanremission* heißt. Und ganz klar definiert ist. Eine Spontanremission liegt dann vor, wenn folgende Merkmale gegeben sind:

1. Die Krebsdiagnose ist durch Gewebeuntersuchungen eindeutig gesichert. Das bezieht sich auf den Tumor selbst und auf Metastasen.

2. Die Knoten sind mindestens um die Hälfte kleiner geworden – oder ganz verschwunden.

3. Der Tumor hat sich unabhängig von der medizinischen Behandlung zurückgebildet – oder kann zumindest von den Ärzten nicht schlüssig erklärt werden.

4. Die Tumorrückbildung hält mindestens einen Monat lang an (vgl. Kappauf 2014, S. 40 f.).

Wie wahrscheinlich eine Spontanremission ist, weiß man nicht genau. Man weiß aber, dass die Chance auf eine Spontanheilung bei den verschiedenen Krebsarten unterschiedlich groß ist. So verschwindet der Krebs ganz spontan besonders häufig bei Nierenzellenkarzinom, Hautkrebs, Lymphomen, Neuroblastomen und einigen Formen von Leukämie.

Bei Kleinkindern verabschieden sich Neuroblastome derartig häufig auf Nimmerwiedersehen, dass man sie heute gar nicht mehr sofort behandelt, sondern erst einmal beobachtet. Abwartet, was die Selbstheilungskräfte dieser kleinen Geschöpfe schaffen können. Fakt ist: Sie sind derartig erfolgreich, dass das routinemäßige Screening von Neuroblastomen bei Säuglingen eingestellt wurde.

Bleibt die Frage: Warum passiert das eigentlich? Dass Krebszellen ganz plötzlich nicht mehr da sind? Ganz genau wissen wir das nicht. Es gibt aber einige Vermutungen. So können sich Krebszellen prinzipiell in normale Zellen zurückverwandeln. Oder sie sterben ab. Auch Hormone können Krebszellen beeinflussen. Manchmal verschwindet ein Krebs auch nach einer schweren, ganz anderen Krankheit: zum Beispiel nach einer Infektion durch Viren oder Bakterien, durch die das Immunsystem des Körpers derartig angekurbelt wurde, dass es die Krebszellen gleich mit ausradiert hat. Möglich ist schließlich auch die Variante, dass eine Tumoroperation den Körper dazu motiviert, bestimmte

Proteine zusammenzubauen, die eventuell übrig gebliebene Tumorreste dann komplett beseitigen.

Bekannt ist es eigentlich schon seit 1913, aber Dr. Johannes F. Coy hat vor einigen Jahren klar belegen können, dass Krebszellen auf Zucker reagieren. Beziehungsweise verhungern können, wenn sie keinen Zucker mehr bekommen. (Interessant dazu das Buch von Dr. Coy: *Die neue Anti-Krebs-Ernährung,* 2009.)

Wobei Zucker nicht nur den weißen Haushaltszucker auf Ihrem Cappuccino meint und auch nicht den Schokoladenkeks zum Cappuccino, sondern jede Art von Zucker. Also auch Nudeln. Also auch Brot. Alles, wo Kohlenhydrate drinstecken.

Mehr dazu, wie Kohlenhydrate und Krebs zusammenhängen, im Abschnitt »Den Krebs aushungern«. Oder nehmen Sie mein Büchlein *Das neue Anti-Krebs-Programm* zur Hand. Könnte helfen. Hat zumindest bei folgender Familie geholfen: Da hatte die Tochter ein Glioblastom. Taubeneigroß. Über dem Sprachzentrum. Operation »sei nicht möglich«. Die Patientin wurde nach Hause geschickt mit der durchaus ehrlichen und realistischen Prognose: »noch zwei Monate.«

Das Glioblastom im Gehirn gehört zu den scheußlichsten Krebsarten, die wir kennen. Schnelles Wachstum, schnelle Lähmung, schneller Tod. Moment, Moment, sagt uns die Schulmedizin. Schon sollten Sie stutzen und ein bisschen aufmerken. So wie ein mit der Patientin verwandter junger Mann. Er wusste etwas von Dr. Coy. Anti-Krebs-Ernährung. Hat also das Coy-Prinzip in der Familie vermittelt. Und die Patientin machte mit. Kommt ja vor, wenn man gar nichts mehr zu verlieren hat. Also: strikte ketogene Diät. Eiweiß statt Zucker.

Und siehe da: Nach zwei Monaten war sie immer noch am Leben. Keine Sprachhemmung, keine Lähmung. Keine Kopfschmerzen. Seltsam. Fünf Monate später Kontroll-CT. Resultat: Gliablastom zu 80 Prozent verschwunden.

Wissen Sie, wer sich am meisten gewundert hat? Der Radiologe. Der das CT erst im August, dann im Januar angefertigt hatte. Den Tumor präzise vermessen hatte. Weil das so eindrucksvoll ist, weil das wieder einmal kein Onkologe in Deutschland glauben wird, schreib ich einfach mal die Maße ab: August: 2,4 x 2,1 x 2,1 cm. Und dann im Januar: 1,5 x 1,1 x 1,4 cm. Das Volumen kann man ausrechnen. Ergebnis: zu 80 Prozent verschwunden.

Aufgepasst? Eine wundersame Spontanremission war das nicht. Das war die logische Folge einer konsequenten Ernährungsumstellung. Klar: Aus herkömmlicher, aus schulmedizinischer Sicht »nicht schlüssig erklärbar«.

Genau wie eine Geschichte unter dem Titel *Onkologie: Wenn das Unmögliche geschieht,* veröffentlicht in *ZEIT online* am 21. Juli 2011. Von Margret Schmitt ist da zu lesen, 56 Jahre alt, unheilbar an Krebs erkrankt. Genauer: bösartiger Tumor in der Gebärmutter, der Bauch voller Metastasen. Aus schulmedizinischer Sicht nichts mehr zu machen. Clemens Unger, Direktor an der Klinik für Tumorbiologie an der Universität Freiburg, empfiehlt, »täglich Selen und einen Vitaminsaft zu nehmen – zur Stärkung des Immunsystems«. Gute Idee, denke ich da. Lese weiter: »Nach acht Wochen war seine Patientin zurück, aber den Tumor hatte sie nicht wieder mitgebracht. Er blieb auch nach weiteren Untersuchungen verschwunden.« Na also, denke ich da. Vitamine und Selen. Klar. »Diese Mittel«, schreibt die *ZEIT* weiter, »werden schon lange als Hilfe gegen Tumore diskutiert, doch der stichhaltige Nachweis, dass die Stoffe wirklich wirken, konnte noch nicht durchgeführt werden.« Aus schulmedizinischer Perspektive also wieder »nicht schlüssig erklärbar«.

Nun: Es gibt genügend schlüssige Studien zu diesen Themen. Nachzulesen in meinem Anti-Krebs-Buch, im Vitamin-Buch. Leider noch nicht angekommen in der Schulmedizin und noch weniger in der Presselandschaft. Wieso müssen wir hier in der Provinz eigentlich die Arbeit erledigen, während Großinstitutionen mit Millionenbeträgen forschen und forschen und forschen? Wieso müssen Sie sich sagen lassen, eine Spontanremission sei eine ganz, ganz seltene Angelegenheit? Wo es sich doch zumeist gar nicht um Wunder handelt, sondern um ganz primitive biochemische Realitäten?

Sich aufregen hilft nicht auf dem Weg der Heilung. Wichtig ist nur dieses Faktum: Jeder zweite Krebskranke hat heute gute Aussichten, gesund zu werden (vgl. Kappauf 2014, S. 38). Aus schulmedizinischer Sicht. Wenn Sie mich fragen: Warum sollte es einen Krebskranken geben, der nicht gesund werden kann? Warum sollte die Natur so etwas vorsehen? Unfug …

Selbstorganisation: Der Körper räumt sich auf

Jedes lebende System ist prinzipiell in der Lage, sinnvolle Selbstorganisationsprozesse in Gang zu setzen. Das fängt bei ganz einfachen Systemen an: Da organisieren sich Bakterien. Da bauen Ameisen einen Staat. Da schaltet ein Kleinkind Krebs ab. Und zwar, ohne dass irgendjemand etwas »angeordnet« hätte. So etwas passiert von selbst. Natürlich schwer zu denken für Menschen, die über Jahrhunderte darauf getrimmt worden sind, auf Autoritäten zu hören: Könige, Kirchenleute, Kinderärzte.

Wirklich gute Ärzte greifen nicht in Selbstorganisationsprozesse ein, um sie nach ihrem Willen umzubiegen. Mit Pharma zum Beispiel. Gute Ärzte arbeiten nicht *gegen* das lebende System namens Mensch. Sondern *mit* diesem System. Sie geben dem natürlichen Drang des Körpers, sich immer wieder neu selbst zu organisieren, lediglich einen kleinen Stups. In die richtige Richtung. Empfehlen mehr Schlaf. Zitrone. Leichte Läufe. Zink. Warme Socken. Musik. Eiweiß. Was lächerlich einfach klingt. Aber die Selbstorganisationskräfte des Körpers viel stärker mobilisieren kann als ein kompliziertes Medikament.

> **»Bei mehr als der Hälfte aller akuten Erkrankungen ist der Besuch beim Hausarzt unnötig. Der Körper hilft sich selbst am besten.«**
>
> FERDINAND GERLACH,
> PRÄSIDENT DER DEUTSCHEN GESELLSCHAFT FÜR ALLGEMEINMEDIZIN UND FAMILIENMEDIZIN

Schlaf und Laufen, Vitalstoffe und Musik (sagen Sie ersatzweise: Meditation) helfen dem Körper, sich selbst aufzuräumen. Sie bringen ihn dazu, Wachstumshormone auszuschütten (Schlaf), die Zellen mit Sauerstoff zu fluten (Laufen), die richtigen Materialien an den richtigen Stellen zu montieren (alle 47 Vitalstoffe wie Vitamine, Proteine etc.) und Ihren Stresspegel abzusenken (Musik).

Wer zu wenig schläft und sich nicht bewegt, wer von Junkfood lebt und seinen Stresspegel konstant hoch hält, der hebelt die Selbstorganisationskräfte seines Körpers komplett aus. Der sieht dank Schlafmangels schnell alt aus, dank Bewegungsmangels geht sein Stoffwechsel in die Knie, der Vitalstoffmangel macht sein Immunsystem kaputt – in Kombination mit Stress kann er sogar die Selbstorganisationskräfte seines Körpers in kurzer Zeit so durcheinanderbringen, dass von Gesundheit nicht mehr viel übrig bleibt. Ob er sich dann mit Adipositas und Diabetes herumschlägt oder mit Bluthochdruck und Herzinfarkt, kommt auf seine Konstitution an.

!

47 Vitalstoffe – was ist das?

Der Mensch ist nur dann gesund, ist nur dann überhaupt lebensfähig, wenn in seinem Blut alle notwendigen Vitamine, Mineralien, Spurenelemente, Hormone und Proteine in notwendiger Konzentration vorhanden sind.

Bei einer großen Blutanalyse lasse ich nicht nur Standardwerte wie Blutzucker oder Cholesterin messen, sondern *alle* im Einzelfall sinnvollen Werte. Auf der einen Seite stehen die *Drohwerte*, die auf Risiken hinweisen können. Und auf der anderen Seite die *Frohwerte*, an denen sich ein erfolgreicher Weg zur Heilung ablesen lässt. Zu diesen zählen:

- Schilddrüsenhormone: Unterstützen die Fettverbrennung, steigern die Leistungsfähigkeit
- Hämoglobin: Erfolgreicher Sauerstofftransport im Blut
- Gesamteiweiß: Entscheidend u.a. für ein starkes Immunsystem und gesunde Hormone
- Ferritin: Steigert die Leistungsfähigkeit
- Aminosäure Methionin: Wirkt gegen Krebs
- Aminosäure Lysin: Kann Viren abwehren

Gute Nachricht: Jeder kann solche »Unordnung« im Körper ein gutes Stück weit wieder in Ordnung bringen. Mit einem Quäntchen Bewegung, mit einem beherzten »Nein« zu Kohlenhydraten, wie dieser junge Mann mir fröhlich schreibt: Nach nur drei Tagen ohne Kohlenhydrate plus Bewegung »fing der Blutdruck an zu fallen, nach zwei Wochen war er normal und erreicht jetzt regelmäßig 125 zu 80 oder niedriger. Habe in vier Wochen fünf Kilo abgenommen bei (noch) wenig Sport.«

Erstaunlich: Oft hilft es, an nur einer Ecke anzufangen. Der Körper treibt die Selbstorganisation in Richtung gesund dann wie von selbst weiter. So geschehen in folgendem Beispiel aus dem Forum unter www.strunz.com (17.9.2015):

- **Phenylalanin: Bringt Glück!**
- **Histidin: Hilft bei der Regeneration**
- **B-Vitamine: Bringen gute Laune und Nerven, helfen bei der Regeneration**
- **Vitamin C: Stärkt das Immunsystem, bringt gute Laune, hilft bei der Fettverbrennung**
- **Vitamin D und E: Steigern die Leistung, helfen gegen Krebs**
- **Natrium: Stabilisiert den Kreislauf**
- **Kalzium: Wirkt gegen Stress, hilft beim Knochenaufbau**
- **Kalium: Steigert die Leistungsfähigkeit**
- **Magnesium: Bringt innere Ruhe**
- **Zink: Stärkt das Immunsystem**
- **Kupfer: Unterstützt die Blutbildung**
- **Selen: Schützt vor Krebs**
- **Testosteron: Unterstützt den Muskelaufbau, bringt gute Laune und Tatkraft**

Die wichtigsten Vitalstoffe unter www.drstrunz.de/bluttuning.php

»Ich bin inzwischen fast 50 und fühlte mich steinalt. Flüchtete vor dem Leben, in dem ich täglich mit zunehmender Freudlosigkeit arbeitete. Den ersten Denkzettel vor zwei Jahren (ich bekam 3 Stents) habe ich ignoriert. Täglich irgendwas gegessen, mit zwei Liter Kaffee verdünnt und mich mit zwei Päckchen Zigaretten ›entspannt‹.
Vor etwas mehr als einem halben Jahr war er da, aus heiterem Himmel, der Hinterwandinfarkt, brutal mit voller Härte. Bedingt durch die Vorerfahrung war mir sofort klar, wenn du den Notarzt nicht anrufst, WAR ES DAS! HIER, JETZT UND HEUTE! Das Adrenalin war zur Stelle, die Gedanken rational und strukturiert. JA, ich will leben, aber RICHTIG. Anders als bisher. Der Notarzt kam, ich bekam den vierten Stent und anschließend Reha und einen Berg Medikamente, Betablocker, ACE-Hemmer, Blutverdünner und Blutfettsenker. Super eingestellt verließ ich die Reha mit einem Blutdruck von 120/80 bei 55er-Puls. Alles gut bis auf die Nebenwirkungen, kurz gesagt, ich hatte sie ALLE – auch die ganz, ganz unwahrscheinlichen. Ich merkte, dass ich im Kopf alterte! Ich fühlte mich wie an einer Bushaltestelle sitzend, während das Leben an mir vorbeifährt.
Ich war abgeschnitten vom Leben, wie betäubt. Ich sagte zu meiner Hausärztin: SO will ich nicht leben! Zeitweise bereute ich meine Entscheidung am Tage des Infarktes!
Zu der Zeit hatte ich bei 181 cm Größe auch von 88 kg auf 94,5 kg zugelegt. Die letzte Zigarette hatte ich am Tag des Infarktes geraucht.
Meine Hausärztin verschrieb mir Strophantin, und ein Bekannter empfahl mit Arginin. Alle anderen Medikamente habe ich abgesetzt, das war irgendwann Anfang Juli. Der Blutdruck schoss wieder auf 190/110 bei 100er-Ruhepuls. Dann klickte ich in einem Technik-Forum auf den ›Eier-

Link‹ und landete hier auf der Website in den News und gelangte so auf die Seite ›artgerechte Ernährung‹ mit dem Hinweis auf der Seite: ›Viele Leute stolpern über die Wahrheit, die meisten stehen auf und gehen weiter, als ob nichts gewesen wäre.‹
Das habe ich nicht überlesen. Er hat sich mir eingeprägt. Abends machte ich den Fernseher an, und es lief im Moment des Einschaltens ein Bericht über einen Koch, welcher ein Restaurant mit Jäger-Sammler-Essen betreibt. Seine gesundheitlichen Probleme haben ihn dazu bewogen, das Restaurant zu eröffnen. Noch deutlicher kann das Leben nicht zu mir sprechen! Die Bedeutungsschwere hatte ich sofort verstanden.
Am nächsten Morgen sparte ich mir den Weg zum Bäcker, es gab Rührei mit Bacon, mittags Steaks satt mit Gemüse … Seit ungefähr acht Wochen ernähre ich mich hauptsächlich von Ei, Fleisch (Wild) und Fisch (Lachs), achte auf 5–6 g Omega-3, 10 g Vitamin C, 2 g Magnesium, 25 mg Zink, 10 g Arginin und Vitamin-B-Komplex. Inzwischen bin ich bei 85 kg angelangt, die ersten Kilos fielen sprichwörtlich im Schlaf. Seit zwei Wochen geht es langsamer mit dem Gewichtsverlust, mal einen Tag Stagnation, dann wieder 200 g weniger, aber ich baue auch zusehends Muskelmasse auf. Ohne Training, nur mit etwas körperlicher Arbeit. Meine mentale Verfassung und körperliche Leistungsfähigkeit sind jetzt schon besser als vor 20 Jahren. Ich wache nach sieben Stunden Schlaf erfrischt auf und spüre eine Vitalität wie mit Anfang 20, als ich körperlich auf dem Niveau eines Leistungssportlers war. Ich habe keinen Zweifel daran, dass ich meinen Sixpack vom Speckmantel befreien werde, denn es fällt mir zusehends schwerer, den Laufdrang zu unterdrücken.«

Selbstorganisation funktioniert. Man muss ihr nur eine Chance geben. »Aber«, sagen Sie nun, »wenn ich Diabetes Typ 1 habe? Eine schwere Allergie? Ein chronisches Darmleiden? Das geht nun mal nicht weg. Und dann?«

Da ziehe ich einen Satz von Immanuel Kant aus der Schublade: »Der Mensch ist aus krummem Holz gemacht.« Der eine hat's am Rücken, der andere am Stoffwechsel. Na und? Kümmern Sie sich um den Rest! Tun Sie etwas für Ihr Immunsystem, verändern Sie Ihre Stimmung, pushen Sie die Sauerstoffversorgung Ihres Körpers und … warten Sie ab. Sie werden schon sehen: Ihr Körper macht das Beste draus.

Berichtet zum Beispiel erstaunt eine Rheumapatientin. Die wirklich hervorragend in der Universität von Rheumatologen und Endokrinologen betreut wird. Nur: Die Schmerzen werden nicht besser. Da wird man trübsinnig. Sieht gar keinen Ausweg. Das Leben wird grau. Und dann kommt die Blutanalyse. Kommt molekulare Medizin. Und am Himmel glänzt ein Silberstreif:

»Die Rheumahand ist noch nicht wirklich besser, obwohl ich tapfer einen weiten Bogen um alle Kohlenhydrate laut Pyramide mache. Aber meine Lebensfreude kommt zurück! Heute habe ich auf dem Weg in die Rheumaklinik laut zur klassischen Musik gesungen. Ich glaube, das letzte Mal kam das vor drei Jahren vor!

Der Himmel ist wieder blau, und ich rieche den blühenden Raps beim Walken. Das ist überhaupt völlig genial für mich. Beim Joggen, das ich wegen der Bänder und Gelenke aufgegeben hatte, konnte ich mich anstrengen, wie ich wollte, Glücksgefühle haben sich da nicht eingestellt.

Jetzt kehren der Hund und ich nach der täglichen Runde von fast einer Stunde zurück, und ich bin direkt enttäuscht, dass es schon zu Ende ist. Das Krafttraining steht jetzt als Nächstes auf dem Programm.«

Die Patientin folgt einem einfachen naturwissenschaftlichen Schema: Sie läuft, sie isst genetisch korrekt, sie füllt Defizite im Blut auf. »Das hat mit dem Rheuma direkt gar nichts zu tun«, könnten Sie einwenden. Der Mensch ist aber kein Auto, bei dem man nur den Rückspiegel repariert, wenn der abgebrochen ist. Der Mensch ist ein komplexes System. Wenn es ihm insgesamt besser geht, dann wirkt das auf seine einzelnen, seine »krummen« Stellen zurück. Die fallen dann nicht mehr so ins Gewicht. Dann hat er sie wieder, die Lebensfreude. Den Lebenssinn. Und darum geht es doch.

Übrigens: Eine Krankheit entsteht nicht, um uns Steine in den Weg zu legen, zu nerven, zu ärgern. Hinter einer Krankheit kann ein Symptom mit einem tieferen Sinn oder eine entscheidende Frage stehen, die wir bisher nicht gelöst haben. Die Krankheit kann dann als ein erster, wenn auch ungünstiger Versuch gesehen werden, auf dem Weg der Heilung einen Schritt weiterzukommen. Ein Problem zu lösen. So kommt nach einem Burnout vielleicht der lange nicht gewagte Schritt in einen neuen Job. Nach einem Knochenbruch das lange nicht geäußerte Bedürfnis, regelmäßig zu trainieren. Nach der Krebsdiagnose der Entschluss, den riesigen Berg an Aufgaben und Verantwortungen durch beherztes Delegieren zu verkleinern. Um nur wenige Beispiele zu nennen.

Dies also als erster Einblick, was die Begriffe *Selbstheilung, Spontanremission* und *Selbstorganisation* bedeuten. Anders gesagt: Wie stark der Mensch ist, wenn er sich traut. Im nächsten Abschnitt schauen wir uns an, warum es Sinn macht, den Weg zur Selbstheilung in sieben Schritten zu organisieren.

Warum Selbstheilung in Schritten?

Wenn ein Plattwurm den Kopf verliert, dann wächst dieser Kopf nach. Der Plattwurm muss und kann sich keine Gedanken darüber machen. Bei uns Menschen ist das anders. Wenn wir krank werden, müssen wir nicht nur versuchen, den Körper wieder gesund zu machen. Wir müssen uns praktisch selbst neu erfinden. Wir müssen uns die eigene Lebensgeschichte selbst neu erzählen.

Die eigene Geschichte neu erzählen

Jeder, der einmal einen schweren Unfall hatte oder sich einer schlimmen Diagnose stellen musste, der weiß das. Vorher hielt man sich für stark, robust, zäh, für unkaputtbar, wenn nicht sogar für unsterblich.

Dann passiert es. Bumm. Von jetzt auf gleich bekommt das Selbstbild einen Knacks. Da muss man sich arrangieren mit Krücken oder anderen Hilfsmitteln. Da begegnet man Blicken, die man vorher nicht kannte. Da tauchen neue Wörter auf: schwach, krank, verletzt. Da muss man plötzlich um Hilfe bitten. Gar nicht so einfach.

Aber: Wenn uns das Komplettprogramm aus körperlicher Genesung *plus* Neuerfindung der eigenen Lebensgeschichte gelingt, dann geht es uns irgendwann wieder richtig gut. Und das auch dann, wenn sich die Spuren der Krankheit nicht mehr komplett wegwischen lassen.

Fragt man sich: Warum ist das so kompliziert bei uns? Das hat Hiroshi Oda als japanischer Gastforscher in Heidelberg herausgefunden: Er sieht die Patienten »in Geschichten verstrickt«, wobei sie »sowohl Autoren ihrer Selbst-Erzählung als auch deren Hauptakteure sind« (Kappauf 2014, S. 172). Das heißt: Die Fähigkeit, die eigene Lebensgeschichte schlüssig erzählen zu können, gehört zur gesunden menschlichen Identität. Wer das nicht hinbekommt, wer also keine sinnvolle Geschichte seines eigenen Lebens erzählen kann, dem geht es wahrscheinlich auch nicht gut. Wer es aber schafft, eine Krankheit, ein Leiden, einen Unfall wieder zum Teil der eigenen Geschichte zu machen, der kann die Krise meistern.

Um sich seiner eigenen Identität immer wieder zu versichern, braucht der Mensch also Hilfskonstruktionen aus Geschichten. So kommt es, dass Patienten ihre Krankheit zum Anlass nehmen, einen Schlussstrich unter die Kapitel zu ziehen, die in den vergangenen Jahren aus dem Ruder gelaufen sind. Sie verstehen die Krankheit als Wendepunkt ihrer eigenen Geschichte und schlagen neue Kapitel auf. Hiroshi Oda hat drei unterschiedliche Wege gefunden, wie Patienten die Geschichte ihrer Krankheit zum Teil ihrer eigenen Lebensgeschichte gemacht haben (Kappauf 2014, 172):

Geschichten des Abwehrkampfes: Wer diese Variante für sich wählt, der sieht seine Krankheit als einen Eindringling, den es niederzukämpfen gilt. Zu den Waffen zählt alles, was die Abwehrkraft stärkt. Das können Vitalstoffe sein, Sport, Meditation oder Visualisierungen. Eben alles, was stark macht.

Geschichten der Gottesgnade: Wer seine Krankheit so erlebt, der hat den Eindruck, Gott selbst nehme ihn an die Hand und führe ihn durch die Krankheit hindurch bis zur Heilung. Die Heilung wird als göttliches Wunder verstanden, die Krankheit als eine Aufforderung, den Gottesglauben zu verstärken oder wiederzufinden.

Geschichten der Selbstveränderung: Hier steht die Frage »Warum ausgerechnet ich?« im Mittelpunkt. Die Krankheit wird als Aufforderung verstanden, das eigene Leben umzukrempeln und sich selbst zu ändern. Und die Heilung wird als Ergebnis dieser Selbstveränderung gesehen. Ziemlich unabhängig von medizinischen Fakten.

Wichtig: Hier geht es nicht darum, eine »wahre« Geschichte zu erzählen. Sondern ein Bild zu finden, mit dem der Patient sein neues Ich beschreiben kann. Wie die Autorin Vera Sandberg im zweiten Jahr nach ihrer Krebsdiagnose:

> **»Und darum geht es mir überwiegend gut, falls mal wieder jemand in meinem Gesicht nach Trauer und Furcht forschen sollte. Ich bin tatsächlich die mit dem halb vollen Glas. Nur, es ist etwas anderes drin, als ich einmal gedacht hatte.«**
>
> VERA SANDBERG IN »BRUSTKREBS: WIE GEHT ES NACH DER HEILUNG WEITER?«

Sieben Schritte gehen

Dieses Buch möchte mögliche Schritte zur Heilung beschreiben, und zwar aus zwei Perspektiven zugleich:

- Erstens aus (molekular)medizinischer Sicht
- und zweitens im Hinblick auf die eigene Lebensgeschichte.

Beide Perspektiven sind wichtig. So bekommt der Körper die Chance, sich selbst zu heilen. *Molekularmedizin.* Und so werden Betroffene zu einer kraftvollen Hauptperson der eigenen Geschichte – wobei es jedem freisteht, ob er den Kampf gegen die Krankheit, die Selbstveränderung oder die Hinwendung zu welcher Art von Spiritualität auch immer in den Mittelpunkt stellt. Ganz gleich, wie die Geschichte erzählt wird – die Neukonstruktion der Erzählung hilft bei der Selbstheilung. Nennen Sie diesen Teil der Selbstheilung vielleicht *Mentalmedizin.* Beides ist notwendig: *molekular* und *mental.* Das bestätigen die besten Leistungssportler, das bestätigen Mönche genauso wie Forscher: Die *mentale* Seite ist mindestens so wichtig wie die *molekulare.* Wenn nicht sogar noch wichtiger. Hier noch einmal die sieben Schritte:

1. »Ja« sagen

Augen öffnen und »Ja« sagen: »Ja, mir geht es nicht gut. Ja, ich ändere das jetzt.« Das ist der Schlüsselmoment. Der steht ganz am Anfang. Ohne den geht es nicht. Das zeigt jede beliebige historische Heldengeschichte genauso wie die meisten der erfolgreichen Kinofilme: Jeder Held bekommt seinen »Ruf«. Der Anstoß kommt entweder von außen: von einem guten Freund, von der Partnerin, vom Arzt, von einem Buch. Oder von der Hauptperson selbst. Oft ist es so, dass der Ruf inmitten einer Krise kommt. Praktisch als Aufruf, jetzt endlich umzukehren. Gut zu wissen: Man muss nicht zwangsläufig in einer existenziellen gesundheitlichen Krise stecken, um dem Leben eine neue Richtung zu geben. Es ist genauso jederzeit möglich, eine leichte Allergie loszuwerden, ein bisschen Übergewicht, ein wenig Gelenkschmerz. Oder ein halbes Stündchen schneller zu werden beim Marathon.

2. »Jetzt ich!« sagen

Verantwortung übernehmen. Für die eigene Gesundheit. Für das eigene Leben. Sich selbst ans Steuer stellen. Darum geht es jetzt. Und jetzt lässt sich der Drang nach Autonomie nicht mehr aufhalten. Es endet die Bereitschaft, sich von einem Arzt *behandeln* zu lassen. Der Patient beginnt, *selbst zu handeln.* Er steht für sich selbst, für seine Gesundheit, für sein gesamtes Leben ein.

3. Hilfe holen

Ärzte und Angehörige sind jetzt wichtig, Freundinnen und Freunde, Vorbilder – auch metaphysische Unterstützer.

Wer sich unterstützt fühlt von »guten Geistern«, der fühlt sich aufgehoben, getröstet, ermutigt, der fühlt sich sicher. Das ist die *mentale* Seite. Und die wirkt direkt auf die *Moleküle* in Ihrem Körper: Wer sich sicher fühlt, der ist nicht gestresst. Und automatisch gesünder.

Denn Stress wirkt epigenetisch ungünstig: Wertvolle Reparaturmechanismen laufen nur noch auf Sparflamme, Rezeptoren für Stresshormone sind hyperaktiv. Stress macht vergesslich und traurig. Gestresste Menschen leiden häufiger an Arterienverkalkung, an Asthma und an

Diabetes. Unter Stress können im Gehirn, genauer im Hippocampus, keine neuen Nervenzellen entstehen. Das ist fatal: Wenn das passiert, können Patienten Veränderungen zum Besseren nicht einmal mehr wahrnehmen. Gute Nachricht: Sobald der Stress abnimmt, regenerieren sich die Gehirnzellen, und der Lebenswille kommt zurück.

4. Umsteuern

Den Kurs wechseln. Schnell und radikal, sich selbst gegenüber aber bitte niemals brutal. Wenn es nicht anders zu schaffen ist, eben langsam

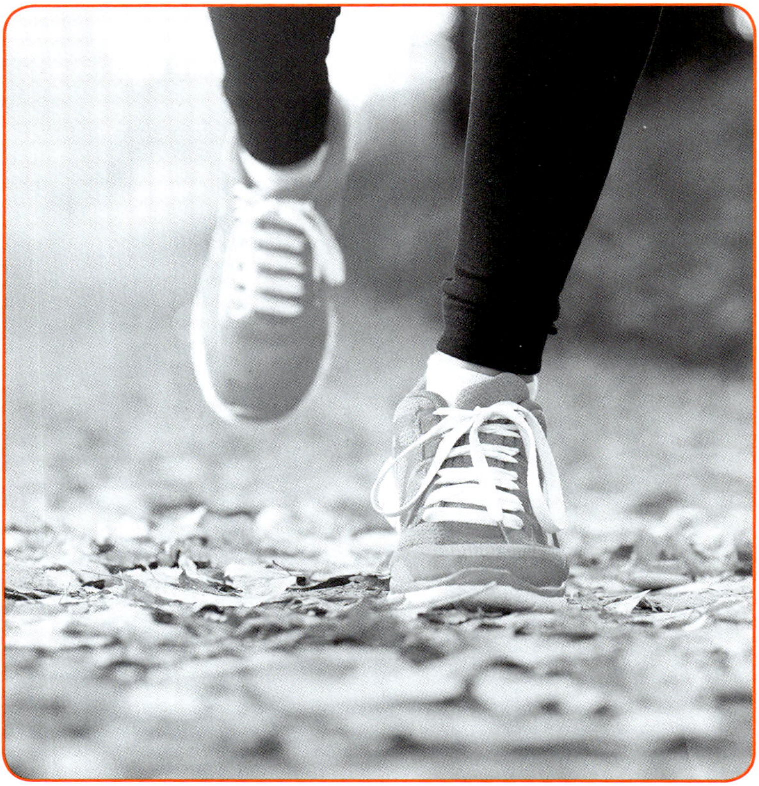

Gesunde Bewegung ist eines der besten Mittel, um angestammte Verhaltensmuster zu überwinden.

und in kleinen Schritten. Allein der subjektive Eindruck (die mentale Seite), dass man überhaupt etwas für sich tun kann und dass man außerdem *geeignete Mittel* und Helfer hat, reguliert Stress nach unten (die molekulare Seite). Das ist belegt durch Studien von Richard Lazarus aus den 1960er-Jahren. Dieser Effekt hilft, aus angestammten Verhaltensmustern herauszukommen. Was zugegebenermaßen trotzdem nicht ganz einfach ist. Die *geeigneten Mittel* sind längst bekannt: gesunde Ernährung, gesunde Bewegung, gesunde Gedanken.

5. Immer weitergehen

Beharrlich auf dem neuen Weg bleiben. Auch dann, wenn Gegenwind aufkommt. Zum Glück gibt es eine Menge Tricks, mit denen man sich selbst überlisten kann, wenn der innere Schweinehund das Kommando übernehmen will. Auch hier greifen die mentale und die molekulare Seite ineinander: Je mehr ein Patient sich bewegt, je besser er sich mit Vitalstoffen versorgt und je konsequenter er seine düsteren Gedanken in die Wüste schickt, desto mehr verändert sich seine Körperchemie in Richtung gesund – was ihn automatisch auch mental stärker macht. Eine Aufwärtsspirale.

6. Flagge zeigen

Position beziehen. Auch dann, wenn andere Menschen den neuen Lebensstil, die neue Lebenseinstellung nicht verstehen. Sogar ablehnen. Das will ein bisschen geübt sein: Kollegen und Freunde mit Vorliebe für faule Fernsehsamstage und Gelage aller Art gut gelaunt ignorieren, konsequent ausgrinsen, bei Bedarf anstacheln.

Hier geht es um Abgrenzung. Mentale Stärke. Was bei Erfolg positiv auf die Körperchemie zurückwirkt.

7. Ankommen

Das Wunder der Heilung geschehen lassen. Lächelnd … Das Glück aushalten – auch das braucht Kraft. Vor allem, wenn man dieses Gefühl nach vielen Jahren Leid gar nicht mehr kennt. Den meisten Patienten fällt es allerdings leicht, ihr neues Lebensgefühl völlig ungebremst zu genießen. Der Weg der Heilung ist dann sogar schnell vergessen: Im Rückblick ist es tatsächlich auch nicht wichtig, was genau die Lebensfreude, den Lebenswillen, vielleicht sogar die komplette Gesundheit wiedergegeben hat. Hauptsache, der Weg ist geschafft.

Der Mensch kann mehr, als er glaubt

Ich zeige sieben Schritte zur Heilung. Schritte, die meine Patienten erfolgreich gegangen sind und die meiner Erfahrung nach im Prinzip jeden Patienten auf dem Weg der Heilung anleiten können. Dabei verspreche ich nur das, was ich auch halten kann. Klar ist: Aus einem schwer kranken Menschen lässt sich kein makelloser Superhero hervorzaubern. Auch mit bestem Eiweißpulver nicht. Darum geht es ja auch gar nicht. Es geht um die ganz einfache Erkenntnis:

Glück liegt im Tun.

Nicht im Ziel. Ist jedem Ironman auf Hawaii klar, wenn er nach dem Lauf darüber nachdenkt. Das Glück, das waren die langen Stunden in der Lavawüste. Das Glück ist nicht die Bank, auf der er nach dem Zieleinlauf erschöpft gesessen hat.

Tun hat etwas Geheimnisvolles in sich. Sobald wir handeln, jeden Tag aufs Neue, und immer wieder versuchen, geschieht ein Wunder. Unausweichlich und untrüglich kommt »der Himmel zu Hilfe«. Erwachsen uns nie geahnte Kräfte, die uns helfen, die Aufgabe auch zu erfüllen. Wer beginnt, findet die Energie weiterzumachen. Diese Energie war vorher nicht da. Darum gibt es nur ein Verkehrt: aufhören, wenn wir nicht sofort Erfolg haben. Wer aufhört, gibt dem Himmel keine Chance.

Also: Machen Sie die Augen auf. Sagen Sie »Ja!«. Gehen Sie los, auch wenn niemand glaubt, dass Sie den Weg schaffen können. Geben Sie Ihrem Körper die Chance, Sie mit seinen Fähigkeiten der Selbstheilung, der Spontanheilung und der Selbstorganisation zu überraschen. Erzählen Sie sich Ihre Lebensgeschichte neu. Vor allem: Handeln Sie.

Benefit finding

Eine Krankheit oder ein Unfall sind oft einschneidende Erlebnisse. Von heute auf morgen ist im Leben alles anders. Alles. Viele Menschen jedoch können einer schlimmen Erfahrung etwas Gutes abgewinnen. So wird aus einem persönlichen Unglück zugleich eine Chance, persönlich zu wachsen. Derartige positive Veränderungen bezeichnet man als »posttraumatisches Wachstum« – im englischen Sprachraum ist der Begriff »benefit finding« entstanden. Studien zeigen, dass es den Betroffenen in 40 bis 70 Prozent aller Fälle gelingt, persönlich an dieser Herausforderung zu wachsen (vgl. Schubert 2015, S. 181).

AUF EINEN BLICK

Augen auf, »Ja!« sagen. Darum geht es im ersten Schritt. Zu dem »Ja!« gesellt sich im Idealfall noch ein »Jetzt erst recht!«. Denn Selbstheilung ist immer möglich – ganz gleich, ob Sie sich einen Knochen gebrochen oder die Seele verknackst haben. Der Körper ist auf Selbstheilung programmiert. Wir müssen ihm nur die Chance dazu geben, uns zu überraschen: mit einer Spontanremission zum Beispiel. Das gelingt besonders gut, wenn wir erstens dem Körper seine notwendigen 47 Vitalstoffe gönnen, uns also auf molekularer Ebene etwas Gutes tun. Und uns zweitens um mentale Fragen kümmern: Wer bin ich eigentlich nach meiner Diagnose? Oft entfesseln sich gerade durch die Beschäftigung mit dieser Frage ungeahnte Kräfte, die auf dem Weg zur Heilung ausgesprochen hilfreich sind. Na dann: Lösen Sie doch mal die Bremse …

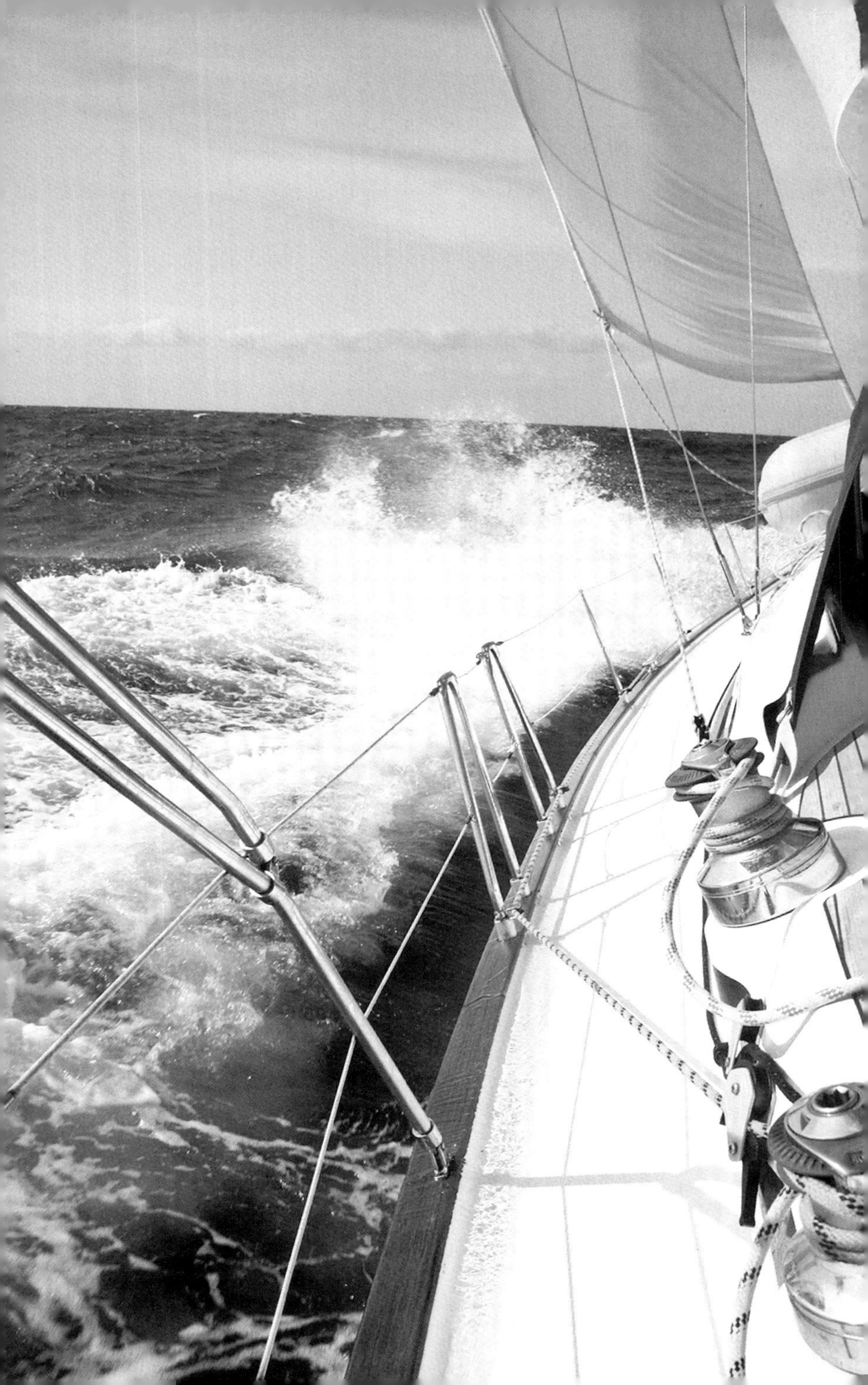

Das Steuer in die Hand nehmen

Die Verantwortung für die eigene Gesundheit, die eigene Heilung zu übernehmen, das heißt vor allem: umdenken. Einen neuen, unverstellten Blick werfen auf die Schulmedizin mit ihrem festgefahrenen Glauben an Pillen und künstliche Hüften. Einen neuen Blick entdecken auf das überschätzte Vollkornbrot, auf die begrenzte Macht der Gene und die noch immer nicht verstandene Macht der Träume. Und auf unsere erstaunliche Fähigkeit, das Steuer in die Hand zu nehmen und uns selbst zu heilen.

Neue Fakten finden

Medizin ist mehr als Pharma. Medizin kann. Wenn wir sie richtig verstehen. Und anwenden. Im nächsten Schritt geht es darum, nach neuen Fakten zu suchen. Jenseits von Pharma. Überall: im Internet, im Buchladen, beim Hausarzt. Viele fragen Freunde, Kollegen, Verwandte. Entdecken den entscheidenden Hinweis im Bücherregal des Nachbarn. Oft ist es ein häufig als *Tomatenbuch* bezeichnetes Werk aus meinem Hause, es können auch die *Wunder der Heilung* sein. Oder etwas ganz anderes. Es folgt der »Aha«-Moment – in vielen Briefen eindrücklich beschrieben.

Dann werden Patienten zum Experten für den eigenen Fall. Sie lesen, forschen, werden in Online-Foren aktiv (www.strunz.com ist nur ein Beispiel unter vielen) und entwickeln ein so tiefes Wissen zum eigenen Fall, dass der gewöhnliche Schulmediziner oft nicht mehr mithalten kann. In dieser Phase passiert es dann: Falsches Alltagswissen wird vom Kopf auf die Füße gestellt.

Die Tomate und der Apfel sind zwar gesund. Aber nicht jede Form von Tomate (Ketchup!?) und nicht jeder überzüchtete Apfel für jeden Menschen.

Die Nudel macht zwar satt. Aber nicht jeder Darm kann überzüchteten Weizen vertragen. Manch einer ist von der Nudel erst krank geworden.

Die Gene enthalten zwar Informationen. Aber Gene bestimmen nicht den Lebensstil des Einzelnen. Umgekehrt ist es richtig: Der individuelle Lebensstil bestimmt, wie die Gene arbeiten. Oder ob sie sich abschalten.

Der Körper braucht zwar alle 47 Vitalstoffe, um gesund zu sein. Aber bei fortgesetzter Jammerei, Schwarzseherei und Fatalismus helfen sie allein auch nicht. Wieder ist es umgekehrt richtig. Heilung hängt eng mit der mentalen Verfassung zusammen. Optimismus und ein starker

Glaube können im Zweifelsfall genauso viel Wirkung zeigen wie Vitalstoffe – wenn nicht noch mehr.

Diesen vier Punkten gehen wir im folgenden Abschnitt nach.

Ein anderer Blick auf Krankheit

Man muss es ausprobieren. Man muss es in seiner tiefen Wahrheit verstanden haben. Man muss umdenken. Umdenken! Gar nicht so leicht. Schon Albert Einstein wusste, dass wir nur das sehen können, von dem wir schon vorher eine Idee im Kopf hatten: »Die Theorie bestimmt, was wir beobachten können«, hat er gesagt.

Wenn wir nun immer im Kopf haben, dass unsere Gene unser Leben bestimmen, dass wir also die Adipositas und die Demenz und das schwache Herz von Oma Hilde selbstverständlich auch bekommen werden, dann rennen wir praktisch freiwillig in diese Richtung. Und sehen die eigene Theorie bestätigt. Muss doch nicht sein!

Oder: Wir sind überzeugt davon, dass Krebs etwas »Böses« in unserem Körper ist, das uns bestimmt umbringen wird. Wir geben das Laufen auf und essen zum Trost Torte. Kein Wunder also, wenn der Krebs uns umbringt. Muss doch nicht sein!

Deshalb ist es so wichtig, dass Sie Selbstversuche starten. Dass Sie Wissen sammeln und radikal umdenken.

Noch einmal: Nicht unsere Gene bestimmen unser Leben. Andersrum ist's richtig: Unsere Art zu leben bestimmt unsere Gene. Wir selbst kitzeln mit genetisch korrekter Ernährung, gesunder Bewegung, guten Gedanken das Beste aus unseren Genen heraus. Oder eben nicht.

Und auch dies noch einmal: Der Krebs schaltet nicht automatisch unser Leben ab. Andersrum ist's richtig: Wir haben die Chance, den Krebs abzuschalten. Mit genetisch korrekter Ernährung, gesunder Bewegung, mit Glaube, Liebe, Hoffnung. Sagen heute sogar Onkologen wie Dr. Herbert Kappauf (Kappauf 2014, S. 106).

Umdenken also. Die Ernährung neu verstehen, die Gene, das Denken. Wer das einmal verstanden hat, der kann nicht mehr auf »Los« zurück. Der hat den unschuldigen Blick auf die Nudel verloren, der erträgt das Stillhocken vor dem Fernseher nicht mehr, der hat keine Geduld mehr für lange Jammerlitaneien.

Weil's so schwierig ist – vielleicht nicht für Sie, aber sicher für alle, die sich über Sie wundern –, hier also die wichtigsten Argumente rund um Tomaten und süßes Obst, rund um unsere ach so ausschlaggebenden Gene und rund um den massiven Sinnbedarf unseres trotzigen Geistes, den wir auf dem Weg zur Heilung gerne mal vergessen.

Tomaten verstehen

Tomaten. Erdbeeren. Äpfel. Der Inbegriff von Gesundheit. Voll mit Vitaminen. Auch ich bin so aufgewachsen. Stichwort Obstsalat. Mein Lieblingsgericht. Freilich: Kurz nach der Pubertät, also so mit 55 Jahren, habe ich begonnen nachzudenken. Hab immer weniger Fachleuten vertraut. Ganz besonders nicht medizinischen Experten. Mich an der Natur orientiert. Also an Affen. Unseren Artverwandten.

Die sah ich wirklich damals noch im Comicstil in den Bäumen hockend, lustig schnatternd und riesige, leuchtend gelbe Bananen schälend. Oder schmatzend in rotgelbe Kakifrüchte beißend. Saftverschmiert. Reifer geworden, wurde ich nachdenklich. Das mit der Banane, nun, ist das nicht ein Bild aus dem Zoo? Denn … die natürliche Banane ist etwa so groß wie ein Zeigefinger. Grün und knochenhart. Wenn Sie die essen wollen, müssen Sie die erst kochen.

Bananen, wie wir sie heute kennen, gibt's in der Natur nicht. Das ist eine künstliche Züchtung des Menschen in Richtung »süß und schön«. Das Gleiche gilt für den Pfirsich: Der ursprüngliche Pfirsich, den es etwa im Jahre 4000 vor Christus zu pflücken gab, der war 25 Millimeter groß. Schmeckte nach Linse. Erst die Chinesen haben in jahrtausendelanger Selektion und Zuchtarbeit den heutigen Pfirsich geschaffen. Ein Kunstprodukt, das 16 Mal größer ist als das Original, ein Drittel saftiger und einige Prozentpunkte süßer.

Oder: die Wassermelone. Schon im Jahre 3000 vor Christus gab's diese erstaunliche Kugelfrucht. Die war 50 Millimeter groß. Wog 80 Gramm. Und wurde aufgezüchtet: Die heutige Wassermelone ist

1680 Mal größer und wiegt zwei bis acht Kilo. Ein wahres Wunder menschlicher Zuchtbemühungen. Wenn wir mal die Nebenwirkungen außen vor lassen. Gemeint ist dieser wässrige, dieser fade Geschmack …

Besonders überzeugend ist das Beispiel Mais. Sweet Corn aus den USA. Vor 9000 Jahren etwa 20 Millimeter groß. Hart. Geschmacklos. Heute fast 20 Zentimeter groß, saftig, dreieinhalb Mal süßer, viel leichter zu schälen. Dabei hat der Mensch mit dieser Naturverwandlung erst im späten Mittelalter angefangen.

Mit ursprünglicher Natur, also mit dem, was unsere Gene lieben und brauchen, damit haben die Bananen und die Pfirsiche, die Melonen und Maiskolben aus dem Supermarkt nicht mehr viel zu tun. Kommt hinzu: Wachsen die im Bayerischen Wald? Tun sie nicht. Man muss sie mit viel Lärm, Schmutz und Treibhausgasen erst von weit, weit her holen. Mit den bekannten Konsequenzen.

In der Zeit, in der noch nicht alle 100 Meter ein Supermarkt stand und noch nicht täglich Erdbeeren aus Chile in Frankfurt am Main landeten (manche von Ihnen wissen das noch), da gab's Erdbeeren nur wenige Wochen im Jahr. Tomaten auch. Dafür viele Wochen lang Grünkohl, Rosenkohl, Brokkoli, Blumenkohl.

Irgendwann sollten wir uns wieder auf das altmodische Obst und Gemüse aus Omas Garten zurückbesinnen. Nicht einmal aus ideologischen Gründen. Sondern weil ein gesunder, genetisch korrekt gefütterter und bewegter Körper unendlich viel glücklicher macht. Und weil sich manches Zipperlein eben doch mit Rosenkohl und Brokkoli besser vertreiben lässt als mit übersüßem Pfirsich.

Das hat Dr. Caldwell Esselstyn erforscht, Leiter des Herz-Kreislauf-Programms am Cleveland Clinic Wellness Institute. Ein Experte, der ausgerechnet mit Kohl bessere Ergebnisse erzielte als die meisten seiner Kollegen mit Pillen und OPs. Er spricht Klartext: Kardiologen können zumeist nur Symptome behandeln oder Arrhythmien beheben. Aber mit welcher Methode man die Krankheit tatsächlich heilen kann, das wissen sie nicht. Esselstyn sagt: Ernährungstherapie. Er hat dazu aktuell das Buch *Essen gegen Herzinfarkt* herausgegeben (2015). Ich sage: Tomaten verstehen. Und: Nudeln bitte anders denken.

Nudeln anders denken

Manchmal formulieren Sie prägnanter, klarer, knapper und richtiger, als ich das offenbar kann. So im Forum am 15.11.2012. Eine kleine Abhandlung über die Nudel. Über Kohlenhydrate insgesamt. Lassen Sie sich beeindrucken:

»Laufen bringt nichts ohne Verzicht auf Kohlenhydrate. Nach zwei Wochen im Kohlenhydratentzug bin ich mir über einige Dinge im Klaren geworden. Da es im Forum immer dieselben Fragen sind, hier meine Erkenntnis nach zwei Wochen ohne Drogen:

1. *Kohlenhydrate machen süchtig. Die ersten zwei Tage waren der Hammer. Keine Energie, keine Freude, 16 Stunden geschlafen.*
2. *Kohlenhydrate machen krank. Nach nur einer Woche verschwinden Beschwerden wie Verdauungsprobleme, Stimmungsschwankungen, Kreuzschmerzen.*
3. *Kohlenhydrate mindern die Leistungsfähigkeit. Nach nur zwei Wochen bin ich meine Hausrunde von 10 Kilometern ganze 15 Minuten schneller gelaufen.*
4. *Kohlenhydrate machen dick. Ich habe in den zwei Wochen 3 Kilo abgenommen, die ich durch intensives Lauf- und Muskeltraining nicht verloren habe. Der Körperfettanteil sank von 19 auf 14,5 Prozent, die Muskelmasse ist geblieben.*
5. *Kohlenhydrate machen dumm. Seit ein paar Tagen hat sich meine Merkfähigkeit spürbar verbessert. Meine Arbeit als Programmierer geht einfacher von der Hand.*

Fazit: Für mich muss es heißen: Erst Ernährung ändern, dann die Bewegung einbauen, und das Denken kommt dann von alleine.«

Hier spricht ein Praktiker. Und nur einem Praktiker sollten Sie glauben. Also einem Menschen, der an sich selbst bewiesen hat, wie es geht. Der es selbst ausprobiert und dann umgedacht hat.

Wie übrigens auch dieser Marathonläufer, der mir soeben von seiner chronischen Achillessehnenreizung berichtet hat. Vor allem davon, wie diese zu beseitigen sei: Er sagte, er habe einmal sein Essen überprüft. Sei da auf Salzbrezeln gestoßen. Hätte die weggelassen in der Vorstellung, weizenfrei zu essen. Nach dem Genuss von Büchern wie *Die Weizenwampe* oder *Warum macht die Nudel dumm?* kommen Sie ja gelegentlich auf solche Ideen.

Resultat: Innerhalb von drei Wochen beschwerdefrei. Eine gesunde Achillessehne. Obwohl die typischen Knötchen schon spürbar waren. Was steckt dahinter? Glutenunverträglichkeit. Darunter leiden einige Menschen schwer, wirklich schwer, auch wenn diese durch die wachsende Zahl der »eingebildeten« Glutenunverträglichen, die sich jetzt an den immer länger werdenden Supermarktregalen mit recht preisintensiver glutenfreier Kost bedienen, nicht mehr so recht ernst genommen werden.

Halt: So eingebildet sind die gar nicht! Es gibt neben den »echten« Zöliakiepatienten auch zunehmend solche, die Weizen aus anderen Gründen nicht mehr vertragen. Weil Hochleistungsweizensorten auf ein bestimmtes Protein gezüchtet wurden (auf die Adenosin-Triphosphat-Amylase), um sich gegen Schädlinge besser wehren zu können. Genau dieses neue Protein wird vom menschlichen Darm oft nicht vertragen. Dabei bleibt die typische Schädigung der Zotten in der Darmschleimhaut, also die Zöliakie, aus. Dies ist eine andere Unverträglichkeit.

Kurz und gut: Auch für gesunde Menschen lohnt es sich, einmal vier Wochen testweise auf Gluten zu verzichten. Auf die Nudel, auf die Salzbrezel. Oder sogar für immer. Kann sein, dass Entzündungen wie Achillessehnenreizung dann kein Thema mehr sind.

Jetzt kommt die Sache mit dem Umdenken: »Und was soll ich dann noch essen, wenn es kein Brot mehr gibt und keine Nudeln?«, fragt Ihr Nachbar. »Das geht doch gar nicht!?« Tja. Wie wär's mit Eiweiß? Steckt in Käse, steckt in Fleisch und in Fisch, steckt im Hühnerei, steckt im

Eiweißdrink. Liefert Ihrem Körper Bausteine fürs Immunsystem, für die Knochen, die Muskeln, das Hirn.

Statt für die entzündete Sehne. Statt für die Wampe.

Gene neu sehen

Gene verändern ist kinderleicht. Diese simple Feststellung wirft die gesamte Genetik, wie wir sie bisher kennen, über den Haufen. Diese simple Feststellung öffnet Ihnen den Weg zur Selbstheilung.

Warum das? Das macht mir soeben ein Patient mit Narkolepsie klar, also mit plötzlichen Schlafattacken, Halluzinationen, überfallartiger akuter geistiger Abwesenheit. Dem man erzählte: »Sie haben ein Gen zu viel.« Tja. Kann man nichts machen. Der Patient geht nach Hause und weiß: »Ich habe ein Gen zu viel.« Schluss. Aus. Das war's dann.

Wenn dieser Patient nun erfährt, dass die medizinische Wissenschaft heute sehr viel weiter ist, dass es wirklich möglich ist, Gene an- oder abzuschalten, dann geht bei ihm die Sonne wieder auf. Dann springen die Selbstheilungskräfte an, dann kommt der Lebensmut zurück.

Dass Bewegung tatsächlich Gene verändern kann, das zeigte ein zugegebenermaßen etwas amüsantes Experiment in Schweden (Quelle: *Apotheken Umschau* 3/2015): Wissenschaftler des Stockholmer Karolinska-Instituts hatten 23 Freiwillige gebeten, drei Monate lang regelmäßig auf einem Standrad zu strampeln und dabei nur ein Bein zu benutzen. Ergebnis: Es zeigten sich Veränderungen an mehr als 4000 Stellen im Erbgut der Muskelzellen des trainierten Beins – und zwar an genau solchen Stellen, die für Entzündungsprozesse sowie für den Zucker- und Energiehaushalt zuständig sind. Im nicht trainierten Bein zeigte sich nichts.

Gene für Entzündung, Gene für den Zuckerhaushalt, Gene für den Energiehaushalt also. Alles Dinge, die wir gerne selbst im Griff hätten. Wer hat schon gerne Rheuma oder Asthma? Also Entzündung? Wer hat schon gerne einen entgleisten Zuckerstoffwechsel, sprich Diabetes? Sie kennen jetzt also einen ganz einfachen Genschalter: Muskeltraining. Wir können unser Genom ändern. Unsere Gene. Das ist für viele von uns neu.

Zahl gefällig?

Der Genforschung zufolge sind nur zwei (!) Prozent der menschlichen Gene unveränderlich. Aber 98 Prozent sind es nicht. 98 Prozent sind veränderlich. Die warten darauf, durch genetisch korrektes Leben – also durch 47 Vitalstoffe in der Ernährung, durch Sport und Stressabbau – intelligent geschaltet zu werden.

Die neue Heilkunst, die Lehre von den veränderlichen Genen, nennt man *Epigenetik.* Diese Epigenetik beruht auf einer höchst verwunderlichen Entdeckung der Genforscher. Man hat ja zunächst einmal nur ganz grob und allgemein die Menge unserer Gensubstanz, die DNA, bestimmt. Das kann man sehr genau. Und hat dann ausgerechnet, dass die gemessene Menge an DNA etwa 125 000 Genen entspricht. Eine Riesenzahl. Und dann machte man sich an die Arbeit. Suchte bestimmte Gensequenzen. Und fand schlussendlich in der Realität nur 25 000 Gene. Also nur ein Fünftel der erwarteten Menge.

Was ist denn dann mit der restlichen DNA? Mit den restlichen 80 Prozent, die ja nun zweifelsfrei vorhanden sind? Daran wurde geforscht. Inzwischen wissen wir: 40 Prozent des gesamten Erbgutes, der gesamten DNA sind überhaupt keine Gene, so wie wir uns das vorgestellt hatten, das sind keine Informationsträger für Enzyme, Augenfarbe oder Nasenform, sondern sind *Umbauschalter.*

Sind also Schalter, die Gene ein- und abschalten können. Diese Entdeckung war eine Sensation. Gene steuern unseren Körper also über Umbauschalter, über Genschalter, die auf die Einflüsse der Zelle reagieren. Beispiel: der pH-Wert. Sauer oder basisch. Und die Zelle wiederum wird sauer oder basisch durch das, was Sie essen. Reagiert also auf die Umwelt.

Diesen Mechanismus hat die Natur schon immer benutzt. Darwin hat das seinerzeit noch nicht gewusst. Darwin hat geglaubt, dass die Evolution sich kontinuierlich entwickelt. Dass es ständig zu kleinen

Mutationen kommt und dass diese Mutationen sich dann nach den Prinzipien von einem gewissen Herrn Mendel weitervererben (Sie wissen schon: Das ist zum Beispiel die Sache mit den unterschiedlichen Haut-, Haar- und Augenfarben, die entsprechend den dominanten oder rezessiven Genen der Eltern in einer Familie auftreten – und die mancherorts schon für Irritationen gesorgt haben, Stichwort »Briefträger« …). Jedenfalls: dass dann der Stärkere überlebt. Ein kontinuierlicher Vorgang. Ganz falsch gedacht war das nicht.

Heute wissen wir das trotzdem genauer: In der Entwicklung der Erde gab es immer wieder Evolutionssprünge. Plötzliche dramatische Veränderungen. Also Klimakatastrophen. Meteoreinfälle. Vulkanausbrüche. Die auf einen Schlag 90 Prozent aller Lebewesen getötet haben.

In diesen Stresszeiten haben sich die Gene der Überlebenden sprunghaft verändert. Heißt: Der Anstoß kam von außen. Vom zwangsweise veränderten »Lifestyle«, wenn Sie es so nennen wollen. Die *Umwelt* hat die Geninformation im Lauf der Jahrmillionen und Jahrmilliarden immer wieder sprunghaft verändert. Wissen Sie, was das praktisch heißt? Was das für Sie bedeutet? Etwas ganz Herrliches. Lassen Sie mich es in typische Frohmedizinworte fassen:

Umschmeichle deine Gene, dann verwöhnen sie dich.

Oder prosaisch: Du hast deine Gene selbst in der Hand. Und damit deinen Stoffwechsel. Und damit deinen Organismus. Und damit deine Gesundheit. Das ist längst bewiesen. Vom wohl berühmtesten Arzt dieser Zeit, von Professor Dean Ornish, der vom *Time Magazine* 2009 zu »einem der einflussreichsten Menschen seiner Zeit« gewählt wurde und der seine Thesen mehrmals bewiesen hat: am Krebs und am Infarkt.

Ornish konnte zeigen, dass sich innerhalb von drei Monaten (!) Krebsgene abschalten lassen. Veröffentlicht in *PNAS* 2009. Wie er das gemacht hat? Bei Patienten mit Prostatakrebs wurde eine Biopsie aus dem Krebs entnommen. Und ein Genmuster erstellt. Typisch Krebs. Drei Monate lang wurden die Probanden auf genetisch korrekten »Lifestyle« umgestellt, und siehe da, 400 Gene waren verändert. Typische Krebsgene waren abgeschaltet.

Berühmt wurde Professor Ornish schon Jahre früher mit einer Studie zum Thema Herzinfarkt. In seiner Klinik in Los Angeles konnte er zeigen, dass verstopfte Herzkranzgefäße wieder weit wurden, wieder aufgingen. Ablagerungen verschwanden. Und das ohne jede Operation. Er hat, wie Sie sich denken können, damals gegen stärksten Widerstand des medizinischen Establishments gekämpft.

Damals wusste er noch nichts von den Genen, die er mit seiner Methode verändert. Dass er das aber geschafft hat, zeigt uns ein Zitat von Prof. Joachim Bauer, dem wohl führenden deutschen Epigenetiker, der zum Thema Herzgesundheit wörtlich sagt: »Das Geheimnis liegt nicht im Text der Gene, sondern in der Regulation ihrer Aktivität.«

So. Das ist es. Die Regulation der Genaktivität – die jeder von uns selbst in der Hand hat –, diese Regulation ist die entscheidende Regelgröße für Herz-Kreislauf-Erkrankung. Oder Gesundheit.

Und wie ging das noch mal, dieses Umschmeicheln der Gene? Denkbar einfach: Brokkoli statt Torte, Dauerlauf statt Dauerfernsehen, Lächeln statt Jammern.

Die mentale Seite entdecken

Perfekte Blutwerte, intelligente Trainingspläne – das ist nachweislich wichtig. Wenn Sie aber Spitzensportler beobachten und sogar, wenn Sie mal einem Mönch zuhören oder einer Nonne, dann wird Ihnen schnell klar: Der Körper ist nur die eine Seite der Medaille. Die mentale Seite ist mindestens genauso wichtig. Sogar noch wichtiger als der Körper, meine ich heute.

Es war der österreichische Psychoanalytiker Viktor Frankl, der die *Trotzmacht des Geistes* (eine wunderbare Formulierung) als Wirkfaktor entdeckt hat. Gemeint ist die Fähigkeit des menschlichen Geistes, sich partout nicht unterkriegen zu lassen. Nicht von den Schmerzen des Körpers, nicht von den Irrungen der Seele. Nicht von den Steinen, die uns in der äußeren Welt in den Weg gelegt werden. Nicht von Hemmungen, die von innen her kommen. Und auch nicht von einem vermeintlichen Schicksal. Die *Trotzmacht des Geistes* hilft uns dabei, trotz allem immer wieder aufzustehen, »Na und!?« zu rufen und weiterzumachen. Diese Macht ist besonders stark, wenn wir eine Perspektive haben, die uns zeigt, warum sich das trotzige Weiterleben lohnt. Wenn wir einen Sinn für unser Leben gefunden haben. Frankl hat übrigens das KZ überlebt. Der weiß, wovon er schreibt.

Der Blick nach vorne hilft, sich aus dem Gedankensumpf zu befreien, der beherrscht wird von düsteren Fragen: »Warum werde gerade ich vom Leben so ungerecht behandelt?« – »Warum kann gerade ich meine Träume nicht verwirklichen?« – »Warum versteht keiner, wie ich leide?« Viele beantworten diese Fragen für sich selbst mit »Das war's dann wohl«. Geben auf.

Andere aber ziehen gerade aus diesen Fragen neue Energie. Es klingt erstaunlich, aber es ist so: Gerade Menschen, die alles verloren haben, können durch diese Erfahrung einen neuen, tiefen Lebenssinn finden. Der Theologe, Psychologe und Philosoph Uwe Böschemeyer erklärt das so (Böschemeyer 2014, S. 137):

> **»Sie haben begriffen, dass es entscheidend ist, worauf man sieht: auf das, was man nicht (mehr) ist, nicht (mehr) hat, nicht (mehr) kann – oder darauf, welche Möglichkeiten noch immer oder gerade jetzt offenstehen.«**
>
> …… UWE BÖSCHEMEYER IN »WORAUF ES ANKOMMT« …

Das ist die mentale Seite. Das ist der Grund dafür, dass es Menschen gibt, bei denen ich zwar ein ordentliches Aminogramm messen kann, die aber trotzdem tief im Gedankensumpf stecken. Alles tiefschwarz sehen. Jammern. Und andere, die etwa nach einem Unfall an den Rollstuhl gefesselt sind und die mich trotzdem so strahlend anlächeln, dass ich die Schubladen mit den medizinischen Geräten irgendwann schließe. Und bescheiden frage: »Wie machen Sie das?«

Hallo, Frohmedizin!

Das Steuer fest in der Hand halten – wir sind daran gewöhnt. In der Familie, im Job. Doch manchmal dreht sich der Wind. Und dann hat plötzlich ein anderer das Ruder in der Hand. Dann werden Sie gelebt. Sogar bis an den Rand getrieben. Wie es im folgenden Fall passiert ist:

»Vor ein paar Monaten hatte das Leben bei mir das Ruder in der Hand. Burnout. Grund: Sehr intensiver Stress in der Familie – zwei Demenzfälle, die Eltern, und ich die Einzige, die sich gekümmert hat – kümmern konnte – kümmern musste! Ich habe mich gekümmert, bis ich nicht mehr konnte – hab das nicht vorausgesehen – dachte immer: Das kannst du, das musst du!!!
Ich war so ausgepowert, dass der Hausarzt mir ein Antidepressivum geben wollte – ich habe es abgelehnt (Gott sei Dank). Zum für mich richtigen Zeitpunkt bin ich auf Ihre Bücher, auf Ihren morgendlichen Beitrag gestoßen – und ich kann Ihnen sagen: Das hat mir geholfen. Ich bin aus meinem ›Loch‹ gekrochen, langsam, aber stetig. Habe meine Ernährung umgestellt – bin beim Abnehmen – lese Ihre Kolumne – täglich – und freue mich daran – sie gibt mir Kraft. Ich habe auch wieder Kraft, meinen Tag zu überstehen – mittels Sport.«

Die mutige Entscheidung gegen das verordnete Antidepressivum war richtig. Was natürlich nicht pauschal für jeden gilt. Aber in diesem Fall. Ganz offensichtlich. Die Verfasserin der Zeilen ist schließlich nicht depressiv – sie braucht lediglich Unterstützung bei der Pflege, braucht Zeit und Raum, die eigenen Bedürfnisse wahrzunehmen und sich darum zu kümmern. Damit sie überhaupt weiter auch anderen helfen kann. Sie kennen das Prinzip von den Sicherheitsbelehrungen im Flugzeug: »Bitte zuerst die eigene Sauerstoffmaske anlegen, dann anderen helfen.« Das hat die Patientin selbst ganz richtig erkannt. Und gehandelt. Molekularmedizinisch richtig gehandelt.

Schauen wir uns im Folgenden an, was Medizin eigentlich kann, warum aber dann doch zu oft zu viele zu starke Pillen verschrieben und zu viele künstliche Hüften montiert werden. Und wie wir zwischen Pillen und Ersatzbauteilen unseren eigenen Weg finden.

Was Medizin kann

Medizin ist etwas Herrliches. Medizin verspricht nicht nur, sondern heilt. Wenn man Medizin, die heute verfügbaren Kenntnisse allesamt (*alle* Vitalstoffe, *alle* für Sie hilfreichen Möglichkeiten des Fitnesstrainings – also Ausdauer plus Kraft –, *alle* für Sie sinnvollen Möglichkeiten des Mentaltrainings) wirklich anwendet. Dass hier der Knackpunkt liegt, hat jeder von uns verstanden. Sehr schön auf den Punkt brachte das ausgerechnet ein Steuerberater, der mich als Patient in meiner Praxis besucht hat. Er schreibt:

»Alle Vorwürfe und Beschuldigungen sind reine Zeitverschwendung. Egal, wie viele Fehler und Schuld du anderen zuweist, und egal, wie viel du ihnen dafür vorwirfst, es wird dich nicht ändern. Du hast wirkliche Kontrolle über nur drei Dinge in deinem Leben:

- die Gedanken, die du denkst,
- die Bilder, die du visualisierst,
- und die Handlungen, die du ausführst.«

Da musste auch ich erst länger darüber nachdenken. Doch dieser Steuerberater lief im Juli im Samnaun 160 Kilometer am Stück. 10 000 Höhenmeter. Der durfte mir solche Sätze um die Ohren hauen.

Was ich Ihnen damit sagen will? Medizin ist viel mehr als Pharma. Medizin ist außerordentlich wirksam. Aber nur, wenn Sie, ja Sie selbst, aktiv werden. Wenn Sie die Verantwortung übernehmen.

Übrigens: Ein geschickter, ein guter Arzt verschreibt nicht einfach Pillen und schickt den Patienten dann wieder nach Hause. Er besteht auf Selbstverantwortung. Wie manche Herzchirurgen: Die operieren ganz konsequent erst dann, wenn der Patient 20 Kilo abgespeckt hat. Tut er das nicht, wird er eben nicht operiert. Hat dann doppelt Pech gehabt: Er ist und bleibt ein Risikopatient. Und es kommt niemand, der ihn notdürftig repariert.

Von Sportärzten kenne ich diese Haltung auch: Wenn die Patienten nicht zu laufen beginnen, brauchen sie nicht mehr wiederzukommen. Oder von Internisten: Wer bei der Kontroll-Blutanalyse nicht deutlich verbesserte Werte hat, will offenbar nicht. Will selbst nichts tun. Keine Verantwortung übernehmen.

Ja: Wir haben die freie Arztwahl. Etwas Herrliches. Gibt es in anderen Ländern so nicht. Was viele Patienten nicht wissen: Der Arzt hat freie Patientenwahl. Außer in Notfällen darf er jeden Patienten ablehnen. Gut zu wissen.

Der Pillenreflex

Sie wissen, wie kritisch ich der Schulmedizin gegenüberstehe. Und wie ich über manchen Allgemeinmediziner den Kopf schüttele. Wie wütend ich werden kann über die pillengesteuerte Resignationsmedizin, in der wir da feststecken. Das Problem ist natürlich nicht der einzelne Mediziner, der sich redlich müht, einen ordentlichen Job zu machen. Das Problem ist nicht nur der einzelne Patient, der zu willensschwach ist, die Chipstüte im Supermarktregal stehen zu lassen.

Das Problem steckt im System: Wir haben ein Ausbildungssystem für junge Mediziner, das zum großen Teil von der Pharmaindustrie finanziert wird. Wir haben Kongresse und Fortbildungen für Mediziner, die von der Pharmaindustrie finanziert werden. Wir haben ein System von Lobbyisten, die, finanziert von der Pharmaindustrie, Einfluss zu nehmen versuchen auf die Politik und auf die Medien. Wir haben Patienten, die an Heilung durch Pharma glauben. Und die Krankenkasse zahlt.

Viele Patienten gehen zum Arzt nicht, um geheilt zu werden, sondern um sich Pillen verschreiben zu lassen. Dabei helfen viele Tabletten von vornherein nicht. Wussten Sie das? Dahinter stecken biochemische Tatsachen: Medikamente setzen an nur rund 100 Zielmolekülen an. Die menschliche Zelle hat aber zwei Millionen dieser Zielmoleküle. Das sagt alles. Zum Glück gibt es eine Alternative: Molekularmedizin. Die spricht das komplette Genom an. Also alle Zielmoleküle. Diese Medizin wirkt.

Leider kommt sie oft nicht zum Zuge. Denn es gibt hierzulande neben dem Pillenreflex noch eine weitere resignationsmedizinische Verhaltensauffälligkeit zu beklagen: den OP-Reflex.

»Das operieren wir gleich morgen!«

Wir haben im internationalen Vergleich hervorragende Krankenhäuser. Hervorragende Chirurgen. Die sich über jedes lädierte Knie und über jede abgenutzte Hüfte freuen, die sie zu Gesicht bekommen. Weil diese ihnen die Gelegenheit geben, ihre hervorragende ärztliche Kunst zu demonstrieren – und die Rechnungen zu schreiben, die sie schreiben sollen, damit ihr Krankenhaus kostendeckend arbeiten kann.

So werden in Deutschland täglich 1000 neue Hüften und Kniegelenke wegen Arthrose eingepflanzt. Bitte noch einmal: täglich 1000 Ersatzteile. Täglich 1000 Menschen, die sich fortan mit Komplikationen herumschlagen müssen.

Warum eigentlich? Endoprothese-Operationen an Hüfte und Knie sind aufwendig und teuer. Ein Krankenhaus stellt der Krankenkasse mehrere Tausend Euro in Rechnung. Nimmt sich ein Arzt jedoch Zeit, erklärt er dem Patienten die Zusammenhänge zwischen Bewegungsmangel und Arthrose, überzeugt er ihn schließlich, mit dem Laufen zu beginnen und abzuspecken, gibt er ihm sogar noch einen Trainingsplan für den Einstieg mit, bekommt er derzeit von den gesetzlichen Krankenkassen runde fünf Euro. Noch einmal: fünf Euro.

Nun: Auf der einen Seite muss das Krankenhaus wirtschaftlich arbeiten. Mehrere Zehntausend Euro Umsatz machen, damit es überhaupt existieren kann. Auf der anderen Seite aber heißt der ärztliche Eid, »die Gesundheit zu erhalten«. Was die Pflicht jedes deutschen Orthopäden begründet, die Knie jedes 14-Jährigen so gesund zu erhalten, dass er locker 80 oder 90 werden kann. Indem er ihn auf die Laufstrecke schickt. Weil Bewegung gegen Arthrose hilft.

Ein Thema, das sogar die Zeitschrift *Der Spiegel* aufgegriffen hat (27/2014, S. 103). Titelstory »Bewegung!«. Innentitel: »Bewegung gegen den Schmerz«. Behauptung darunter: »… wer genug Sport treibt, kann sich die Operation ersparen.« Als Gründe werden genannt:

- Stammzellen wandern in die Gelenkflüssigkeit, haften sich an den Knorpel und erneuern ihn.
- Bestimmte Zellen des Immunsystems (Makrophagen) setzen Botenstoffe frei, welche die Entzündung bekämpfen und den Schmerz lindern.
- Das vermehrte Fließen von Gelenkschmiere führt dazu, dass der Knorpel besser mit Nährstoffen versorgt wird.

Bewegung bringt Kraft. Und Kraft nimmt Schmerz. Stimmt immer. Was im Gelenk kaputtgeht, kann durch Muskulatur ersetzt werden. Glauben Sie nicht? Dann fragen Sie mal die Skifahrer, die ohne Kreuzbänder gekonnt die Pisten heruntersausen. Das geht. Mit Kraft. Wenn man die denn hat. Für den Weg der Heilung heißt das jedenfalls:

Wer krank ist, der tut gut daran, nicht bei jedem Arztbesuch reflexartig ein Rezept mit Pillen zu erwarten. Oft genug stehen andere Wege offen. Stichwort: 47 wirksame Vitalstoffe. Stichwort: Bewegung heilt.

Und: Patienten tun sich häufig auch selbst einen großen Gefallen, wenn sie sich nicht reflexartig auf den OP-Tisch legen, sobald etwas zwickt. Es gibt auch andere Wege. Stichwort: 47 wirksame Vitalstoffe. Stichwort: Bewegung heilt.

Welche Medizin brauchen wir?

Medizin ist mehr als Pharma. Genetisch korrektes Essen, Bewegen, Denken wirken stärker als Pharma. Die pharmafixierte Universitätsmedizin versagt völlig bei der Heilung von Zivilisationskrankheiten. Bei all den Krankheiten, an denen wir sterben: 40 Prozent von uns an Herzinfarkt und Schlaganfall, 25 Prozent an Krebs. Gegen das metabolische Syndrom haben die Universitäten gar nichts gefunden. Geschweige denn gegen Diabetes. Schauen wir uns jetzt an, wann wir die Schulmedizin trotz allem doch brauchen, was Alternativmedizin ist und wie sich beides unter einen Hut bringen lässt.

Vom Segen der Akutmedizin

In der Akutmedizin kann Molekularmedizin sicherlich begleiten, helfen, unterstützen – aber nicht von jetzt auf gleich Leben retten. Es sollte jedem bewusst sein: Wenn es brenzlig wird, wenn es um Leben oder Tod geht, ist die Schulmedizin im Verbund mit klassischen Medikamenten eindeutig überlegen.

Nach dem Crash ins Traumazentrum

Wenn Sie nach einem Crash auf der Autobahn oder auf der Radstrecke per Hubschrauber abgeholt und mit großer Wahrscheinlichkeit vor dem Unfalltod gerettet werden können, sind Sie einfach nur dankbar. Dankbar dafür, dass viele Kliniken in den Großstädten heute zertifizierte Traumazentren aufgebaut haben. Hier werden rund um die Uhr Schwerverletzte eingeliefert, das nötige Personal steht zur Rettung bereit. Das sind bis zu 15 Personen: Chirurgen und Anästhesisten, Schwestern und Pfleger, medizinisch-technische Assistenten für Röntgenaufnahmen und Laborbefunde.

Nach einem Crash sind Sie dankbar dafür, wie präzise Narkosemittel wirken, wie genau mit kleinsten Instrumenten, tief im Körperinneren, geschnitten, geschraubt, genäht und transplantiert werden kann. Wie ein labiler Körper nach einem schweren Unfall mit Beatmung und Nahrungssonden so lange stabilisiert werden kann, bis er die Funktionen wieder alleine übernehmen kann. Das ist bei schweren Verletzungen der erste und sehr entscheidende Schritt zur Selbstheilung. Das ist das, was Akutmedizin in Gang bringen kann.

Mit dem Skalpell gegen den Krebs

Gegen einen Tumor kommt niemand mit Himbeeren an. Auch wenn der Grundgedanke stimmt (glänzend dargestellt von den Ärzten Béliveau und Gingras in *Krebszellen mögen keine Himbeeren,* 2010). Mit ein paar gut gemeinten, gesunden Gedanken allein lässt sich Krebs auch nicht vertreiben. Und auch mit ein bisschen mehr Jogging nicht. Gegen Tumore geht am besten ein guter Chirurg vor. Skalpell statt Himbeeren. Das ist die Realität. Das ist die erste Hilfe. Dass danach (danach!) oft noch ein Wunder passiert, ist ebenfalls Realität – so der Onkologe Dr. Herbert Kappauf: »In der Tat gehen bei Spontanremissionen von soliden Tumoren am häufigsten chirurgische Eingriffe mit inkompletter Tumorresektion voraus.« (Kappauf 2014, S. 119)

Was heißt das? Tumorknoten sehen an unterschiedlichen Stellen oft ganz unterschiedlich aus. Manche Zellverbände haben eine ausgeprägte Fähigkeit, weiteres Krebsgewebe hervorzubringen. An einer anderen Stelle des gleichen Knotens können Zellverbände überwiegen, die genau das Gegenteil tun: die Substanzen herstellen, die die Bildung neuer Blutgefäße im Krebsgewebe hemmen. Operiert nun ein Chirurg einen Tumorknoten aus dem Körper heraus und bleibt genau solches Gewebe im Körper zurück (manchmal lässt sich eine solche »inkomplette Tumorresektion« nicht vermeiden), dann verschwindet der Resttumor häufig von allein. Heißt für Sie: Lehnen Sie Operationen bei Tumoren nicht einfach so ab. Universitätsmedizin kann so etwas. Gibt Ihnen eine Chance weiterzuleben. Es wäre absurd, diese Chance nicht zu nutzen.

Wenn das Herz aussetzt

Auch bei einem Herzinfarkt ist die Universitätsmedizin, die Akutmedizin allen alternativen Methoden weit überlegen. Je schneller der Patient mit Sauerstoff versorgt wird, je schneller die Herzkranzgefäße wieder aufgedehnt werden und sich mit Stents ein erneuter Verschluss verhindern lässt, desto mehr Herzmuskelgewebe bleibt vor dem Untergang gerettet.

Klar: Gesund wird ein Herzpatient durch einen Stent nicht. Die akute Versorgung reduziert zwar die Gefahr einer anschließenden chronischen Herzschwäche, schließt sie aber nicht aus. Hierzu müssen Betroffene ihren Lebensstil ändern, Nudeln und andere kohlenhydratreiche Speisen aus dem Ernährungsprogramm verbannen, morgens die Laufschuhe schnüren, regelmäßig zur Ruhe kommen. Glücklicherweise gibt Ihnen die Akutmedizin die Chance dazu.

Ich ziehe meinen Hut vor dieser Medizin. Wenn man jemals das Pech hatte, das eigene Kind mit schwerer Atemnot in die Klinik bringen zu müssen (habe ich selbst erlebt) oder mit dem Rennrad aus einer Steilkurve zu segeln (und auch das), dann entwickelt man Respekt vor Akutmedizinern. Dankbarkeit.

Scheren wir also nicht alles über einen Kamm. Universitätsmedizin, Hand in Hand mit Pharma, kann Wunder wirken. Wenn es brenzlig wird.

Bei den chronischen Krankheiten aber, bei den sogenannten Zivilisationskrankheiten, da setze ich vor allem auf alternative Wege. Da vertraue ich der Molekularmedizin. Das ist für mich der beste Weg zur Selbstheilung.

Alternativmedizin – was ist das eigentlich?

Auf das Wörtchen »Alternativmedizin« reagiert man hierzulande gerne in zwei extremen Varianten: Die einen denken mit skeptisch gerunzelter Stirn an barfüßig ausdruckstanzende Kohlrabiapostel und wirkstofflose, bei Mondenschein gedrehte Zuckerkügelchen und wollen damit nichts zu tun haben. Die anderen sind so begeistert, dass sie ihren natürlichen Menschenverstand auf Urlaub schicken und gar nichts mehr anderes wollen als »alternativ«. Oft aus purer Verzweiflung. Den Grund bringt ein Satz aus der Türkei auf den Punkt:

»Ertrinkende klammern sich auch an ein Krokodil.«
.... TÜRKISCHES SPRICHWORT ...

Ich selbst verschreibe keinen Ausdruckstanz und auch keine Zuckerkügelchen. Aber ich verschreibe Natur. Denn Aminosäuren, Fettsäuren, Vitamine, Mineralstoffe, Hormone – das ist nichts anderes als Natur.

Genau wie die Naturheilkunde sehe ich Krankheit als ein Ungleichgewicht an. Da fehlen Stoffe, da muss etwas aufgefüllt werden, um ein neues Gleichgewicht herzustellen – was die Selbstheilungskräfte des Körpers herauskitzelt. Im Unterschied zu vielen Alternativmedizinern, die welche »Energien« auch immer mit welchen Methoden auch immer in Ihrem Körper in Einklang zu bringen versuchen, schaue ich aber immer durch die Brille des rationalen Naturwissenschaftlers auf meine Patienten.

Molekularmedizin ist der Schlüssel

Auch durch die Brille des erfahrenen Arztes natürlich. Aber anders als ein Schulmediziner, der Ihre Krankheit als »Feind« versteht, den es mit den schweren Geschützen der Pharmaindustrie zu vernichten gilt. Entschuldigen Sie die martialische Sprache – viele meiner Kollegen denken tatsächlich in solchen Bildern.

Gerade weil ich streng naturwissenschaftlich arbeite, sehe ich mich nicht als »Naturheilkundler«. Übersetzen Sie Naturheilkunde lieber durch Molekularmedizin. Überholen Sie die Schulmedizin, die Universitätsmedizin nach oben. Setzen Sie auf höhere medizinische Qualität. Setzen Sie auf die Naturwissenschaft. Auf die Messung. Auf die Ergänzung fehlender essenzieller Vitalstoffe. Und plötzlich ...

Was Heilpraktiker können

Wenn Sie Eisenspritzen brauchen, wenn Sie Vitamin-C-Infusionen brauchen, wenn Sie andere als Standardblutwerte kontrollieren lassen wollen und leichte Verständigungsprobleme mit Ihrem Hausarzt haben, dann kann der zusätzliche Besuch bei einem Heilpraktiker sinnvoll sein. Eine Besonderheit in unserem Gesundheitssystem – in Österreich zum Beispiel gibt es das nicht.
In Deutschland und in der Schweiz muss ein angehender Heilpraktiker eine mündliche und eine schriftliche Prüfung bestehen. Recht umfangreich. Dennoch ist diese Ausbildung weit entfernt von einer akademischen Ausbildung an einer Universitätsklinik. Und das ist der Grund dafür, dass Heilpraktiker in Deutschland keine verschreibungspflichtigen Medikamente verordnen dürfen. Aber sie dürfen eben Spritzen und Infusionen geben. Was sehr hilfreich sein kann, wenn sich der Hausarzt querstellt.

Selbstheilung mit Sinn *und* Verstand

Ja: Heilung ist möglich. Aber nur dann, wenn die Betroffenen sich nicht blind einer einzigen, vielleicht besonders exotischen Heilmethode verschreiben. Allein mit der Kraft der Kräuter, der Gedanken oder des Lichts lassen sich gravierende Krankheiten eben nicht aus der Welt schaffen. Es gilt, verschiedene Wege auszuprobieren und klug zu kombinieren. Dies wird in vielen Fällen auch die Schulmedizin einschließen – insbesondere bei Tumorentfernungen –, aber auch alternative Ansätze, zu denen die Molekularmedizin bis heute zählt. Wem es hilft, der kann zusätzlich weitere alternative Heilmethoden ausprobieren, etwa über den Jakobsweg wandern. Aber eben immer *in Kombination* mit dem bewährten Dreiklang Ernährung plus Nahrungsergänzung, Bewegung und Entspannung – also immer mit Sinn *und* Verstand. Dann kann Heilung gelingen.

Den inneren Schalter umlegen

Nach dem »Ja« zur eigenen Situation das Steuer in die eigene Hand nehmen und die richtige Medizin finden: Damit geht es los. Dann kommt der Punkt, an dem der innere Schalter endgültig Richtung Heilung umgelegt wird: »Kämpfer«-Typen schalten um auf Abwehr mit allen Mitteln. »Warum-ich-Typen« schalten ihr eigenes Leben um auf ein anderes Programm. Sie verwandeln sich zum Beispiel vom gehetzten Alles-alles-allein-Macher zum souveränen Delegierer. Von der Ameise zum Adler. Oder besinnen sich, wenn sie gläubig sind, zurück auf die schützende Hand Gottes. Auf die Gnade von oben.

Entschlossener Kampf, existenzieller Wandel, tiefer Glaube – alle diese Wege können zum Ziel führen. Zur Heilung. Messbar. Wichtig ist also nicht, *welchen* Schalter Sie umlegen. Sondern *dass* Sie es tun.

Das kranke System irritieren

Gute Frage an dieser Stelle: »Woher soll ich denn die Kraft nehmen, jetzt noch einen Schalter umzulegen? Wie mache ich meinen Geist wieder ›trotzig‹, nachdem die Ärzte mir gesagt haben, dass ich keine Chance habe?«

Gute Nachricht: Sie haben die Kraft dazu. Und mehr noch: Sie haben schon längst bewiesen, dass Sie die Kraft haben, denn Sie haben den Schalter schon längst umgelegt. Aus Studien zum Verlauf von Therapieprozessen weiß man, dass sich die ersten Heilungserfolge oft schon einstellen, *bevor überhaupt irgendein Behandlungsprogramm begonnen wurde.* Wie kann das sein?

Experten erklären sich diese auch als *early rapid responses* oder *sudden gains* bezeichneten Effekte damit, dass allein schon der Entschluss, jetzt einen Arzt aufzusuchen oder ein Buch zum Thema zu lesen (genau das tun Sie ja gerade!), zu »kognitiven Umstrukturierungen« im Gehirn führt. Vor allem dann, wenn es um Therapien mit dem Ziel einer Verhaltensänderung geht.

Ausschlaggebend auf dem Weg der Heilung sind also häufig nicht (oder nicht nur) die gewählte Therapieform und der gewählte Weg der Heilung, sondern andere Faktoren (vgl. Schubert 2015, S. 404 ff.). Dazu gehören zum Beispiel:

- die starke innere Motivation des Patienten, jetzt unbedingt wieder gesund zu werden,
- die Offenheit des Patienten für neue Perspektiven,
- die persönlichen Fähigkeiten des Patienten und die Kompetenzen seines Umfelds,
- die Aktivierung von Emotionen, also Gefühlen, die den Patienten zum Umdenken und zum Handeln veranlassen,
- ein guter und stabiler Draht zu den behandelnden Ärzten.

Manchmal empfiehlt es sich, die Welt des Patienten ein wenig durcheinanderzubringen, damit er sich selbst neu organisieren kann. Zum Beispiel durch einen Ortswechsel, durch den Kontakt zu bisher fremden Menschen oder Tätigkeiten (neue Sportarten gehören genauso dazu wie der Besuch bisher fremder Orte). Genau das passiert in der Regel, wenn jemand in eine Rehaklinik geht, den Jakobsweg entlangwandert oder zu einer heiligen Quelle pilgert.

Warum passiert da etwas? Das lässt sich in den nüchternen Worten der Physik erklären: Hebelt man eine Systemdynamik aus (jeden Abend im Familienkreis Chips und Fernsehen ist eine solche Systemdynamik), macht man sie instabil und gibt so einer neuen Form der Selbstorganisation die Chance (Sofa und Fernsehen abschaffen wäre eine wirksame Irritation der Dynamik). In einer derartig instabilen Phase können schon sehr kleine Anstöße große Effekte in der Systemdynamik auslösen, oft braucht es sogar überhaupt keine Intervention durch Behandlungsprogramme, damit sich etwas verändert. In Richtung Heilung.

Es kann sehr schnell gehen

Wichtig zu wissen: Wer wie hier beschrieben den »inneren Schalter umlegt«, der kann nicht damit rechnen, dass dann automatisch ein bestimmter Prozess in einer bestimmten Reihenfolge in einer bestimmten Geschwindigkeit abläuft. Ein Mensch ist keine Glühbirne. Der Entschluss, etwas zu ändern, tritt zwar tatsächlich eine Entwicklung in Richtung Heilung los. Der Weg dorthin ist aber alles andere als geradlinig und vorhersehbar. Im Gegenteil: Erfolge stellen sich manchmal planmäßig ein, manchmal aber auch später oder überraschend sofort. Manchmal häufen sich die Fortschritte, dann passiert eine Weile gar nichts, dann kommt ein Rückschritt, dann geht es weiter nach vorne (Schubert 2015, S. 407). Das ist keine Ausnahme, sondern die Regel.

Da ist Geduld gefordert. Flexibles Handeln. Wenn es aber geschafft ist, lässt sich der Erfolg der Heilung sogar ablesen: an den Blutwerten, bei Verhaltensveränderungen sogar anhand von sichtbaren Musterveränderungen im Gehirn – messbar per MRT.

Ich bin Naturwissenschaftler. Ich bin Realist. Ich bin Logiker. Deshalb denke ich gerne auch mal um die Ecke. Dann lasse ich die ganz normalen, die abendländischen Fragen nach den Ursachen unserer Milliarden von Problemen einfach links liegen. Vom Analysieren wird's ja auch nicht besser: Warum der Abend zu zweit wieder mal schieflief. Weshalb Straßen und Brücken in Deutschland in so schlechtem Zustand sind und sich die Bahn verspätet. Alles wichtige Fragen. Zweifellos.

Aber: Lassen Sie doch mal das uralte Abendland hinter sich und gucken Sie nach vorne. Es gibt modernere Möglichkeiten, mit dem Leben fertig zu werden. Lachen und Träumen zum Beispiel.

Die Krankheit auslachen

Jeder hat die Möglichkeit, die Tragik seines Lebens, und sei es nur für einen Moment, umzudrehen in Humor. Zur Not in rabenschwarzen Humor. Lachen schafft Abstand zur eigenen Krankheit, zu den eigenen

Schwachstellen, sogar zur eigenen Person insgesamt. Und der Blick von oben hilft dabei, den eigenen Weg zu finden. Ein guter Sinn für Humor ist deshalb auf dem Weg der Heilung ein besonderer Turbo. Er gibt uns Antrieb und hilft dabei, sich vom Leiden nicht überwältigen zu lassen – so hat es der große Komiker Charlie Chaplin einmal formuliert:

> **»Durch Humor sehen wir im scheinbar Rationalen das Irrationale, im scheinbar Bedeutenden das Unbedeutende. Er stärkt unsere Fähigkeit zu überleben und bewahrt uns die klare Vernunft. Der Humor sorgt dafür, dass die Bösartigkeit des Lebens uns nicht ganz und gar überwältigt.«**
>
> CHARLIE CHAPLIN
> IN: DIE GESCHICHTE MEINES LEBENS 1964, S. 213

Wer sich das Lachen bewahrt, der zieht dem Leiden den Stachel. Er entmachtet außerdem für eine kurze Zeit die moralisierende innere Stimme, die manchen Patienten ziemlich quälen kann. Mit Entmutigungen wie »Das schaffst du nie!« oder mit unmenschlichen Durchhalteparolen wie »Das bisschen Schmerz, das wirst du doch wohl aushalten!«. Psychologen nennen solche inneren Stimmen »rigide Über-Ich-Strukturen« oder »überhöhte Ich-Ideal-Vorstellungen« (vgl. Hönigl 2011, S. 41). Es ist ganz gut, wenn diese immer mal mit einem Lachen zur Seite gewischt und entmachtet werden. So entsteht sogar die Chance, dass Patienten kreativ werden und ganz neue, ungewöhnliche Wege zur Heilung für sich entdecken.

Herzliches Lachen macht nicht nur die Seele gesund, sondern auch den Körper. Und das messbar. So werden beim Lachen die Zellen besser mit Sauerstoff versorgt, das Herz-Kreislauf-System wird angeregt und die Bronchien geweitet. Außerdem drosselt das Gehirn die Produktion von Stresshormonen, schüttet stattdessen vermehrt Serotonin aus. Lachforscher (solche gibt es tatsächlich) untersuchen sogar, ob Lachen die Immunabwehr stärkt. Konkreter: ob Lachen T-Lymphozyten und

Gamma-Interferon aktiviert – beide Stoffe wirken gegen Krebs. Diskutiert wird außerdem, inwieweit Lachen vor Magengeschwüren, Bluthochdruck und Allergien schützen kann.

Dass Humor sich für den Menschen anfühlt wie ein Triumph des eigenen »Ich«, das trotz aller Widrigkeiten seine Unverletzlichkeit behaupten kann, wusste übrigens schon der alte Sigmund Freud. Er sah es so: »Das Ich verweigert es, sich (…) zum Leiden nötigen zu lassen …« (Freud 1927, S. 278). Das unterschreibe ich gerne. Heißt es doch: Wer lachen kann, der macht sich unbesiegbar.

Träumen!

Lachen schafft Abstand – und Träumen ebenso. Gemeint ist das bewusste Vor-sich-hin-Träumen mitten am Tag. Das lässt sich für die Heilung produktiv nutzen! Zum Beispiel so:

Stellen Sie sich doch einmal ganz realistisch vor, es geschehe über Nacht ein Wunder. Sie wachen auf und – das Problem ist verschwun-

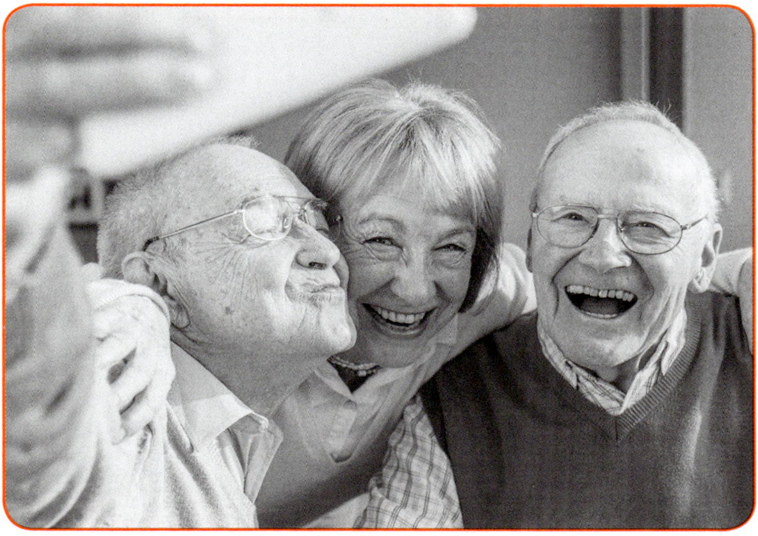

Herzliches Lachen lässt Seele und Körper gesunden.

den. Das Problem, das Sie die ganze Zeit so quält. Ihre acht Kilo zu viel, Ihr hoher Zucker, Ihr Haarausfall, Ihre schmerzenden Gelenke, vielleicht auch Ihre Finanzen, das große Haus, der feuchte Keller, der Garten, der so viel Arbeit macht – die Liste lässt sich völlig problemlos um 200 Seiten verlängern, aber das lassen wir an dieser Stelle. Denn jetzt kommt's:

- Woran würden Sie merken, dass sich so ein Wunder ereignet hat?
- Wie fühlt sich dieser neue Zustand an?
- Was ist endlich so, wie Sie sich das erhoffen?
- Und – ganz wichtig: Welche Nebenwirkungen dieses neuen Glückszustands tauchen plötzlich auf? Was lässt Sie zurückzucken vor Ihrem Glück?

»Auch wenn wir nicht wissen, wie das Problem jemals gelöst werden könnte, so haben wir doch eine untrügliche Wahrnehmung dafür, wie es sich anfühlt, wenn das Wunder eingetreten ist«, erklärt Elke Schmit-

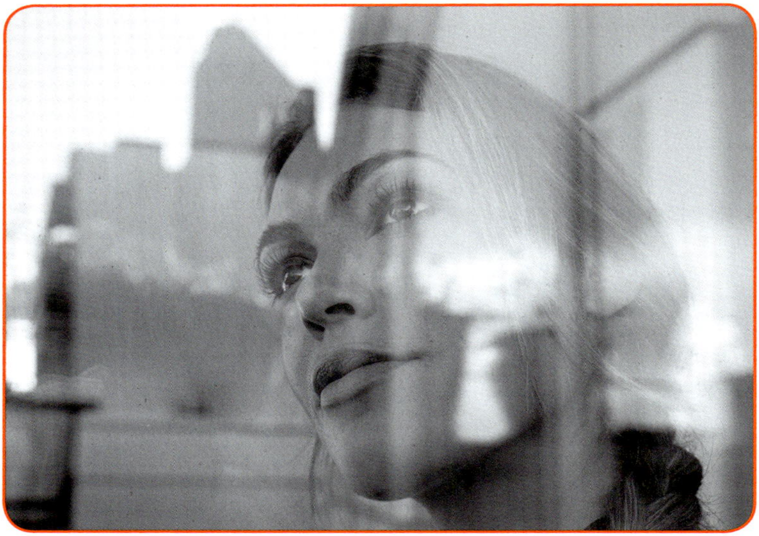

Tagträume wecken die kreativen Kräfte des Unterbewusstseins.

ter den Hintergrund in der Zeitschrift *Der Spiegel* (33/2014). Gut so! Damit können Sie ganz realistisch arbeiten. Denn diese »untrügliche Wahrnehmung« reicht völlig aus, um jeweils den richtigen nächsten Schritt zu tun.

Was viele nicht wissen: Die andere Seite, die Nebenwirkungen, die sind genauso wichtig. Was also, wenn Sie plötzlich schlank, gesund und attraktiv durchs Leben federn? Wenn man sich, denken wir das ruhig einmal, auf der Straße staunend nach Ihnen umdreht? Würden Sie das aushalten? Würde Ihr Partner oder Ihre Partnerin das aushalten? Oder brauchen Sie Ihre Kilos als … Versteck?

Was also, wenn Ihr Keller trocken und Ihre Finanzen sicher, wenn Sie von Haus- und Gartenarbeit entlastet wären? Wenn Sie plötzlich sehr viel Zeit hätten? Um etwas ganz anderes zu tun? Würden Sie das aushalten? Oder brauchen Sie Haus und Hof ebenfalls als … Versteck?

Nur so ein Gedanke.

Schnitt. Weg von den Nebenwirkungen, hin zu den Wirkungen. Die Sie fühlen können, wenn das Wunder da wäre. Gehen Sie diesen Spuren mutig nach. Immer wieder. Dann kann's aus heiterem Himmel passieren. Das Wunder tritt tatsächlich ein.

Ich nenne das Ganze: träumen. Lassen Sie das mit der Analyse. Mit der Selbstquälerei. Träumen Sie lieber – überlassen Sie die Arbeit, die Lösung jemand anderem, nämlich dem Unterbewusstsein. Nur: Das muss eben erst mal wissen, was Sie wirklich wollen.

Und dazu müssen Sie träumen. Müssen – Sie kennen das alles – das Türchen zum Unterbewusstsein öffnen, das Neue, das Erwünschte, das Traumbild, die Lösung hinunterschubsen und abwarten.

Das Unterbewusstsein ist die stärkste gestaltende Kraft Ihrer Existenz. Sie nutzen es nur zu wenig. Sie sind zu vernünftig. Sie sind zu sehr Analytiker. Auch Psychoanalytiker. Sie hängen fest an den schlimmen Erfahrungen in Ihrer Vergangenheit. Die jeder – so oder so – irgendwie hat. Kauen das immer wieder durch. Warum eigentlich? Glauben Sie denn auch, dass Sie die Treppe wieder und wieder herunterstürzen müssen, damit Ihr gebrochenes Bein wieder zusammenwächst?

Die seltsame Erziehung von Mutter Hippie oder Vater Überstreng, als Sie fünf Jahre alt waren, nagelt Sie eben nicht fest für Ihr ganzes Leben. Genauso wenig wie deren Gene. Sie können also getrost aufhören, wie besessen nach schlechten Gefühlen zu suchen. Gehen Sie einen anderen Weg:

Finden Sie heraus, wie Sie sich gut fühlen könnten.

In diesem Satz versteckt ist eine Aufgabe. Es steht nicht da: »Fühlen Sie sich doch endlich besser.« Stattdessen steht da: »Finden Sie heraus!«

Das ist die Aufgabe. Eigenverantwortliches Handeln statt reiner Einbildung. Selbst ausprobieren statt Rezept abholen. Gefällt mir. Herausfinden, wie man sich gut fühlen kann. Das ist eine Technik.

Führt bei mir zu den üblichen Fragen:

- Was muss bei Ihnen auf Tisch und Teller kommen, damit Sie sich gut fühlen? Grünes Gemüse mit Spiegelei zum Beispiel?
- Wie federn Sie am liebsten durch den Tag? Auf Laufschuhen? Mit Tanzschuhen? Oder nach ein paar Bahnen im Ammersee?
- Wie kriegen Sie den Stress aus dem Kopf? Auf der Kirchenbank? Am Klavier? Beim Kochen? Oder ganz anders: beim Musikhören, in der Sauna, beim Lesen, beim Telefonieren, in der Werkstatt, beim Friseur, am Schachbrett, im Café oder in der Badewanne?

Wir können hier ruhig mal einen Schritt weiterdenken:

- Mit wem wollen Sie Ihre Zeit verbringen? (Und mit wem lieber nicht mehr?)
- Wie und wo wollen Sie leben? (In welcher Form lieber nicht mehr?)
- Was und wo und vor allem: Wie lange wollen Sie täglich arbeiten? (Und was wollen Sie sich nicht mehr antun?)

Und wenn Sie auch gerne um die Ecke denken, dann stellen Sie die Fragen andersherum:

- Was passiert mit Ihnen, wenn Sie in Ihrem Leben alles so lassen, wie es ist? In einem Jahr? In zehn Jahren? In zwanzig Jahren?

- Wie lange können Sie Ihren Job noch machen, wenn Sie weiter so essen, sich so (wenig) bewegen, mit einem so hohen Stresspegel unterwegs sind? Ein halbes Jahr? Fünf Jahre? Zwanzig Jahre?
- Welche Auswirkungen hat es auf Ihre Familie, wenn Sie nichts ändern? Jetzt? In zehn, in zwanzig Jahren?
- Wenn Sie jetzt und in Zukunft gar nichts verändern: Wo bringt Sie das also hin?
- Wie lange werden Sie überhaupt noch leben?
- Wollen Sie das wirklich?
- Wirklich!?

Das wollen Sie natürlich nicht. Deshalb drehen wir die Perspektive noch einmal um.

- Wie werden Sie sich am Morgen fühlen, wenn Sie die von Ihnen gewollten Veränderungen geschafft haben?
- Wie werden Ihnen Ihre Aufgaben im Job von der Hand gehen?
- Wie werden Sie mit Ihrer Familie und mit Ihren Freunden leben?
- Was können Sie endlich, endlich tun, wenn Sie die Wende zur Heilung geschafft haben?

Der französische Neuropsychiater und Psychoanalytiker Boris Cyrulnik gehört zu den bekanntesten Resilienzforschern unserer Zeit. Wobei Resilienz bedeutet, Krisen erstens durchzustehen, zweitens daran zu wachsen und auch noch das Glück zu haben, die entsprechenden Ressourcen in sich selbst und im eigenen sozialen Umfeld zu finden.

Cyrulnik jedenfalls hat Kinder untersucht, die in der Zeit des Dritten Reichs traumatisiert wurden. Wirklich traumatisiert, weil ihre Eltern in Konzentrationslagern starben oder sie selbst fast ums Leben gekommen sind. Und die später trotzdem zu erfolgreichen Erwachsenen wurden. Wie haben die das gemacht?

Sie haben es geschafft, indem sie gerade nicht – ich greife auf den Vergleich oben zurück – immer wieder die Treppe heruntergestürzt sind. Sondern indem sie all das Schlimme, das sie mit sich herumschleppten, irgendwann mental von sich getrennt und hinter sich gelassen haben. Abgespalten, und zwar erfolgreich. Das geht. Das können Sie jedes Mal, wenn Sie tagträumen.

Auf dem Teppich bleiben

Tagträumen ist nichts anderes als Visualisieren – ein machtvolles Mittel, um Ziele zu erreichen. Allerdings nur, wenn die Tagträumerei nicht pathologisch wird, wenn sie nicht als Realitätsflucht missbraucht wird und letztendlich zu Realitätsverlust führt. Auch das gibt es.
Es gibt einige eher harmlose Gesundheitsprobleme: 500 Gramm Übergewicht, drei ganz zarte Pickel, eine ganz sachte Befindlichkeitsstörung …, in die sich Betroffene derartig hineinsteigern, dass der komplette Lebensinhalt vom Wunsch nach »Heilung« bestimmt wird. Schlimmstenfalls verlieren die vermeintlichen Kranken dabei ihre eigentlichen, ihre handfesten Lebensziele aus dem Blick. Auch Alltagsprobleme werden nicht mehr gelöst, sondern durch Tagträumereien ersetzt. Das gibt es!
Die Konzentration auf dem Weg zur »Heilung« (in diesem Fall in Anführungszeichen) ist hier nichts weiter als ein Ablenkungsmanöver. Eine Scheinlösung. Mit wirklich wirksamen Schritten zu körperlicher Gesundheit, zu einem besseren Gefühl der Stimmigkeit und Integrität, zu mehr Leistung und Lebensfreude hat das wenig zu tun.

Gesunde Tagträume tragen Sie auf dem Weg zur Heilung, von Schritt zu Schritt. Warum das so ist, hat Marco von Münchhausen in seinem Bestseller *So zähmen Sie Ihren inneren Schweinehund: Vom ärgsten Feind zum besten Freund* beschrieben: Leuchtende, farbenfrohe innere Bilder führen zu positiven Gefühlen. Je mehr Strahlkraft, desto besser die Gefühle und desto stärker die Wirkung dieser Bilder. Er ist überzeugt: »Schweinehunde lassen sich eher durch bunte und leuchtende Bilder überzeugen als durch rationale Argumente!« (von Münchhausen 2002, S. 160).

AUF EINEN BLICK

Im zweiten Schritt gilt es also, das Steuer selbst in die Hand zu nehmen. Und zwar, indem wir so viele relevante Fakten finden wie eben möglich. Kann sein, dass wir dabei unsere Weltsicht vom Kopf auf die Füße stellen müssen: Tomaten sind nicht immer gesund, Gene bestimmen nicht unser Leben, Nudeln bringen langfristig keine Energie, sondern nur eine Wampe. Heilung braucht nicht immer Pillen und auch nicht immer den OP-Tisch. Dafür kann es auf dem Weg der Heilung durchaus sinnvoll sein, das Wohnzimmer auszuräumen, viel zu lachen und vernünftige Tagträume zu kultivieren, viel Geduld mitzubringen und sich nicht davon aus der Bahn werfen zu lassen, wenn Heilung auch mal ganz plötzlich passiert. Also jetzt. Statt in zwei, drei Jahren. Wie wir das eigentlich vermutet hatten.

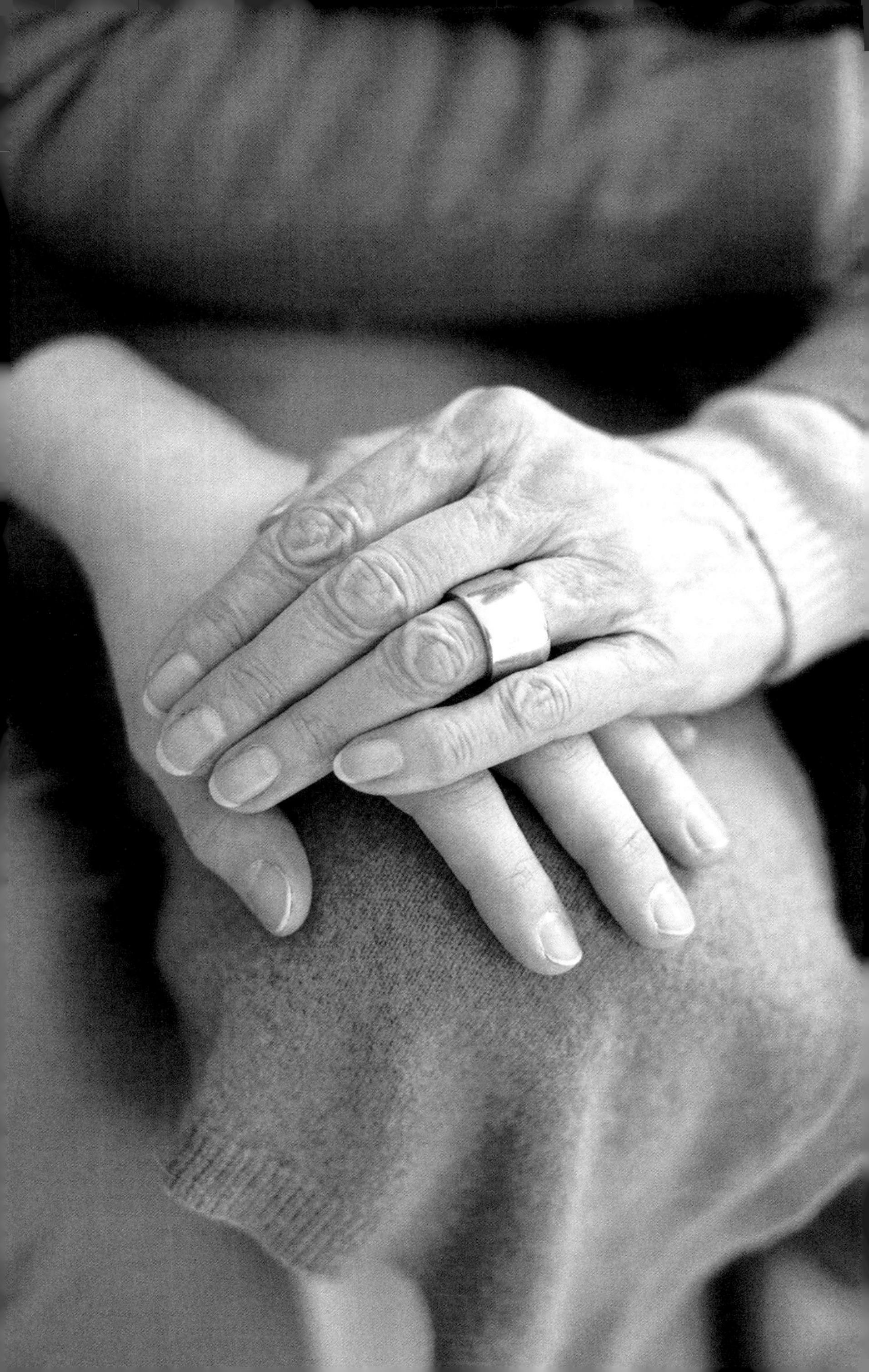

Unterstützer suchen

Bei gravierenden Erkrankungen wie Krebs, Rheuma oder chronischen Schmerzen ist ein unterstützendes Netzwerk aus vielen guten Freunden, lieben Familienangehörigen, anderen aktiv kämpfenden Betroffenen und guten Ärzten wichtig. Viele Betroffene schöpfen auch Kraft, indem sie sich intensiv mit Büchern beschäftigen – von Experten, Betroffenen, Vorbildern. Oder Hilfe bei Unterstützern suchen, die nicht von dieser Welt sind: Gott, Buddha, wer auch immer. Auch hier gilt: Wer heilt, hat recht.

Den richtigen Arzt finden

Die Verbindung zwischen Patient und Arzt hat sich in den vergangenen Jahren komplett verändert. Viele Patienten finden kein »Vertrauensverhältnis« mehr, sondern nur noch ein »Vertrags- und Dienstleistungsverhältnis« (vgl. Dobos/Paul 2011, S. 215).

Das System sieht so aus: Der Arzt versucht tendenziell, möglichst viele Patienten in möglichst kurzer Zeit mit einem möglichst hohen Anteil an Selbstzahlermedizin zu »reparieren«. Und der Patient versucht tendenziell, dem Arzt in möglichst kurzer Zeit möglichst viele Rezepte und Verschreibungen aus den Rippen zu leiern. Nein, nein, ich klage nicht an. Ich beschreibe nur ganz nüchtern unser Gesundheitssystem, das zunehmend an einen Basar erinnert. Hier werden Geschäfte gemacht. Und das heißt: Heilung steht oft nicht mehr an erster Stelle.

Eine schlimme Behauptung. Klingt als Zitat auch nicht besser: »Es fehlt in Praxen und Kliniken zunehmend das, was sich hinter dem scheinbar altertümlichen Begriff des *Heilens* verbirgt.« (*CME* 06/2014, S. 16). Und weiter: »Das Fundament des Vertrauens zwischen Arzt und Patient bekommt Risse.« Das ist noch zu positiv formuliert, meine ich. Was heißt hier »bekommt Risse«?

Fakt ist: Der Patient hat (gemessen!) knapp 20 Sekunden Zeit, um im Sprechzimmer sein Anliegen vorzubringen. Dann wird ihn der Arzt (gemessen!) zum ersten Mal unterbrechen, um das Gespräch zeitlich zu optimieren. Anders geht es auch nicht, denn das Wartezimmer ist voll. Was dann passiert: Der Arzt wird zum Behandler. Und Behandeln ist etwas anderes als Heilen. »Behandeln bezieht sich auf ein schlecht funktionierendes Organsystem, heilen bezieht sich auf ein leidendes menschliches Wesen.« So schreibt der amerikanische Kardiologe Bernard Lown in seinem Buch *Die verlorene Kunst des Heilens* (2004).

Vertrauen macht den Unterschied

Dahinter steht die Wunderdroge Empathie. Also die Fähigkeit eines guten Arztes, sich einzufühlen, mitzufühlen mit dem Patienten. Aber in 20 Sekunden? Das ist unmöglich. Da kommt nichts mehr rüber. Warum machen die Ärzte das nicht besser? Sie kriegen es nicht hin. Sie stecken im System fest. Zumindest viele von denjenigen, die brav und ordentlich weiterhin Kassenpatienten betreuen – und dafür Hochachtung verdienen.

Das angeknackste Vertrauen zwischen Arzt und Patient hat zwei fatale Folgen. Erstens wandern vor allem die chronisch kranken oder onkologischen Patienten zu alternativen Angeboten ab. Ein Faktum. Leider wandern etliche auch zu solchen Angeboten ab, die äußerst fragwürdig sind. Die nicht heilen. Zweitens gehen Patienten, die sich nicht verstanden fühlen, schnell und radikal auf die Barrikaden, was für Ärzte ziemlich schnell teuer werden kann. Da wird geklagt, gestritten, da geht es um hohe Schadensersatzforderungen.

In mehreren Untersuchungen in den USA (vgl. *Int J Health Policy Manag.* 2014 May; 2(4): 159–160, doi: 10.15171/ijhpm.2014.40) konnte gezeigt werden, dass Patienten besonders häufig mit ihren Ärzten unzufrieden waren,

- wenn sie schlecht kommunizierten oder zu viele medizinische Fachbegriffe verwendeten,
- wenn sie nicht richtig zuhörten
- und wenn die Therapieziele des Arztes nicht mit den Erwartungen des Patienten übereinstimmten.

Es gibt sie aber noch, die guten Beziehungen zwischen Arzt und Patient. Wann es zu einem guten Draht kommt, ist ebenfalls gründlich untersucht worden: Der Patient vertraut seinem Arzt, wenn

- er sich seinen Arzt selbst aussuchen darf,
- er den Arzt als kompetent empfindet,
- die Kommunikation gut funktioniert,
- der Arzt empathisch ist,

- das Patienten-Arzt-Verhältnis über einen längeren Zeitraum kontinuierlich anhält und
- keine Interessenskonflikte zwischen Arzt und Patient bestehen.

Was ist ein guter Arzt?

Ein ordentlicher Arzt versteht, was dem Körper seines Patienten fehlt. Indem er die – wie ich meine – beste und sicherste Methode wählt, praktisch in Ihren Körper, in Ihre Zellen hineinzuschauen: mit einer großen Blutanalyse.

Ein guter Arzt kann aber noch mehr: Er hat bereits Tausende Patienten gesehen und daraus seine ganz eigenen Erfahrungswerte abgeleitet. Ein Flackern in den Augen, ein leichtes Zittern der Hände, eine nur wenig vergrößerte Schilddrüse, die Art, wie Sie sprechen, sich bewegen … aus all diesen Indizien weiß er die richtigen Schlüsse zu ziehen. Dazu braucht es viel, viel Erfahrung. Die kann man sich als Arzt nur im Laufe von Jahrzehnten aneignen. Tag für Tag in der Praxis, in der Begegnung mit den Patienten. In den Lehrbüchern wird man so etwas nicht finden.

Ein richtig guter Arzt sieht nun aber nicht nur den Körper mit all seinen Besonderheiten. Sondern auch die Seele. Und spricht genau die an: Macht Mut, kitzelt den trotzigen Überlebenswillen aus seinem Versteck, ärgert vielleicht auch ein wenig, weil er eben nicht höflich über Übergewicht hinwegsieht. Sondern den gut gemeinten Tritt ans Schienbein austeilt, den der Patient dringend gebraucht hat. Natürlich mit Feingefühl.

Kurz: Ein richtig guter Arzt mobilisiert nicht nur seine eigenen Heilungskräfte, um Ihnen zu beweisen, was für ein toller Hecht er selbst ist, sondern er mobilisiert vor allem Ihre Selbstheilungskräfte. Ein richtig guter Arzt macht nicht nur seine eigene Wirksamkeit stark, sondern stärkt Ihre Selbstwirksamkeit. Ein richtig guter Arzt nimmt Ihnen nicht das Steuer weg, um Ihnen ein Rundum-Sorglos-Paket in die Hand zu drücken. Sondern zeigt Ihnen, wie Selbstfürsorge geht. Richtig: Selbstfürsorge. Darum geht es.

Von der Behandlung zur Handlung

Leider klingt *Selbstfürsorge* in unserer Sprache nach Sozialamt – dabei geht es um ein ganz altes Thema der Philosophie. Schon Aristoteles hat die Sorge um sich selbst zum Thema gemacht, bei ihm heißt es elegant *epimeleia heautou.* In der Neuzeit hat der französische Philosoph Michel Foucault das Thema wieder aufgegriffen unter dem Titel *Le souci de soi.* Die Sorge um sich. Die nicht stur nach Plan funktioniert, sondern viel Aufmerksamkeit der Suche nach dem widmet, das Ihnen guttut. Aufmerksamkeit für die eigenen Bedürfnisse. Statt stures Einhalten von Regeln.

Wenn es Ihrem Arzt gelingt, Sie dafür zu begeistern, dann haben Sie einen guten Arzt gefunden. Sieht auch die von mir hochgeschätzte Dr. Anna Paul so, die sich in Kliniken in Essen um das Thema Mind-Body-Medizin kümmert und außerdem am Lehrstuhl für Naturheilkunde und Integrative Medizin an der Universität Duisburg/Essen tätig ist. Ihr zufolge ist es das wichtigste Ziel, »die Motivation und Fähigkeit zur Eigenverantwortung und Selbstfürsorge der Patienten zu fördern, damit sie von der Behandlung zur Handlung gelangen« (Dobos/Paul 2011, S. 94).

Aufmerksamkeit heilt

Dass starke Aufmerksamkeit im Klinikalltag massiv zur Heilung beiträgt, mussten sich Wissenschaftler eingestehen, die ihre Prüfstudien für Medikamente kritisch hinterfragt hatten. Das kam so: Prüfärzte kümmern sich häufig rührend um die Probanden in einer medizinischen Studie. Mehrmals täglich fragen sie und weitere Experten intensiv nach dem Befinden der Studienteilnehmer. Sie wollen es wirklich wissen – weniger wegen einer möglichen Heilung, sondern vor allem wegen der ersehnten Studienergebnisse. Was für den Patienten offenbar keinen Unterschied macht. Jedenfalls lösten sie allein mit ihrer Aufmerksamkeit einen riesigen Placeboeffekt aus. Im Klartext: Die heilende Wirkung kam nicht durch das überragend gute Medikament zustande, sondern allein durch die Fürsorge der Mitarbeiter. Das ist kein Einzelfall. Mehrmals schon haben Präparate in einer Studie zunächst heilende Wirkung gezeigt, in der täglichen Anwendung waren sie aber wirkungslos. Weil kein Arzt geguckt hat.

Dass ein vertrauensvolles Arzt-Patienten-Gespräch oft viel wirkungsvoller ist als eine Pille, konnte in einer weiteren Studie gezeigt werden. Nach einer Operation gab man einer Gruppe von Patienten Schmerzmittel, ohne dass diese darüber informiert waren. Eine andere Gruppe bekam das gleiche Schmerzmittel, allerdings wurde das Mittel in diesem Fall mit viel Empathie von einem Arzt persönlich übergeben. Ergebnis: Die erste Gruppe benötigte um ein Vielfaches mehr Schmerzmittel als die zweite Gruppe, bis die empfundenen Schmerzen erträglich wurden (vgl. Blech 2007).

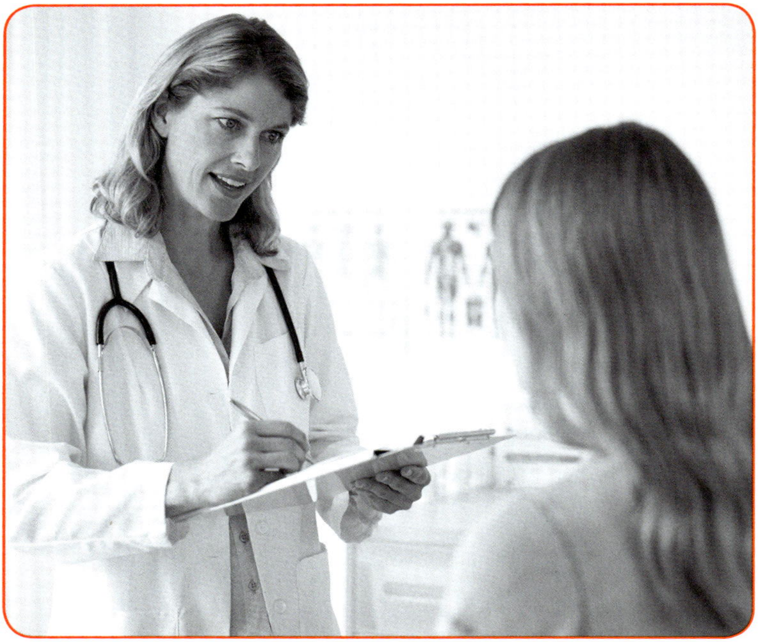

Ein vertrauensvolles Arzt-Patienten-Gespräch ist oft heilsamer als die Medizin aus der Apotheke.

Fachchinesisch? Nein, danke!

Ein Arzt, der sich vernünftig und empathisch um Sie kümmert, der spricht auch Ihre Sprache. Heißt, wenn Ihre Muttersprache Deutsch ist: Der spricht ebenfalls Deutsch. Jedenfalls faselt er nicht ohne Not Fachchinesisch oder Hausarztlatein.

Bitte erlauben Sie mir, einfach zu zitieren aus einem der täglichen Briefe. Da hat ein junger Mann Kehlkopfkrebs. Er sitzt nach drei Operationen vor mir, mit einem Schlauch in der Luftröhre und jeder Menge Angst. Völlig frustriert. Der Grund, in seinen Worten: »Es ist sehr schwierig, Entscheidungen zu treffen. Ich bin es gewohnt, mich vor Entscheidungen zu informieren, um mir ein Bild zu machen. Das ist kaum möglich, wenn der gegenüber hauptsächlich Latein spricht.«

Latein. Wir Ärzte kosten in der Ausbildung den Steuerzahler mindestens 150 000 Euro. Pro Stück. Daher bin ich der begründeten Meinung, dass wir die Pflicht haben, uns so auszudrücken, dass der, der unsere Ausbildung bezahlt hat, uns auch versteht. Wozu hätte er uns denn sonst die Ausbildung bezahlt? Das ist ein Grund dafür, warum ich keine hoch wissenschaftlichen Fachbücher schreibe. Sondern Sachgeschichten, die jeder versteht. Die Ihnen weiterhelfen können. Übrigens: Der Brief endet mit dem Satz: »Vielleicht hat mir Ihr Buch den Hals gerettet. Das wäre schon ein Hammer!«

Mein Kommentar dazu: Eiweiß und Laufen. Klar. Und Klartext. Was denn sonst?

Den Richtigen finden

Nur mal angenommen, jemand hat mit seinem Hausarzt fortgesetzte Verständigungsschwierigkeiten. Grundsätzlich kann er dann zu einem anderen Hausarzt gehen. Nur: Wie findet man einen. Im Internet vielleicht?

Leider nur vielleicht. Seit einigen Jahren ist das Internet zwar voll mit Arztbewertungen. Sie sind aber nicht wirklich aufschlussreich. Zum einen deshalb, weil Arztbesuche eine hochemotionale Sache sind. Da fühlt sich eben der eine endlich verstanden, der andere fühlt sich unendlich ignoriert. Bei gleicher Behandlung. Zum anderen sind Ärztebewertungen im Internet schwierig, da hinter einigen Portalen finanzielle Interessen stehen.

Kritiker sagen sogar, die Portale seien nutzlos, da sich Ärzte gute Bewertungen erkaufen können. Für beachtliche Monatsbeiträge hat eine Praxis auf die Inhalte ihrer Bewertungen direkten Einfluss. Das Bundesverfassungsgericht hat allerdings 2014 entschieden, dass Ärzte nicht beliebig Bewertungen löschen lassen können. Denn die Interessen und Rechte der Nutzer wurden höher bewertet als die Persönlichkeitsrechte eines Arztes. (*Urteil des Bundesgerichtshofes, Az.: VI ZR 358/13; Kommentar dazu unter www.aerztezeitung.de vom 26.9.2014, »Ärzte müssen Internet-Schelte hinnehmen«)*

Und jetzt? Lassen Sie sich Hausärzte empfehlen, gehen Sie hin, probieren Sie aus. Oder gehen Sie gleich zum Facharzt. Das ist erlaubt.

Beim Wechsel vom Hausarzt zu einem Fachexperten kann übrigens eine Überweisung sinnvoll sein. Ganz einfach deshalb, weil auf dem Schein die Diagnose steht, auch Hinweise auf bereits durchgeführte Untersuchungen und verschriebene Medikamente. Wer ohne Überweisung zu einem Facharzt geht, muss seine gesundheitliche Situation selbst schildern und, ganz wichtig, alle seine Medikamente aufzählen. Das geht natürlich auch. Und das ist existenziell wichtig. Da kann ein Medikament die Wirkung eines anderen zunichte machen, oder es entstehen Zwischenprodukte die ernsthaft den Stoffwechsel durch einander bringen, sie also noch kränker machen. Solche Komplikationen, das muss doch nicht sein, so etwas …

Wo ist ein gutes Krankenhaus?

Die Suche nach dem richtigen Krankenhaus ist in Deutschland ein Luxusproblem. Wunderbare Krankenhäuser haben wir hier – verglichen mit dem Zustand in anderen Ländern.

Aber Sie wissen so gut wie ich, dass die Sache trotzdem nicht ganz einfach ist. Weil in jedem Krankenhaus … Menschen arbeiten. Mit mehr oder weniger Erfahrung, mit mehr oder weniger Kompetenz, mit mehr oder weniger Optimismus, mit mehr oder weniger Leidenschaft, mit mehr oder weniger Konzentration. Dazu ein Fall, der mich berührt hat.

Familienvater, vier kleine Kinder, bekommt Leukämie. Wird behandelt. Erfolglos. Uniklinik schickt ihn zum Sterben nach Hause. Seine Frau ist verzweifelt, die Kinder sind verstört. Da schreibt er an die Uniklinik Tübingen, schildert seine Situation. Wird sofort vorgelassen, behandelt. Ich habe ihn neulich beim Einkaufen getroffen, mit seiner kleinen Tochter. Die beiden zankten und lachten miteinander. »Wie, das soll ich auch noch kaufen? Als Nächstes willst du noch ein Pony!??« Ganz normaler Alltag, als sei nichts geschehen. Der Mann lebt. Weil er einen Brief geschrieben hat.

Heißt für Sie: Es gibt immer einen Weg. Wenn die eine Klinik nicht mehr weiterweiß, dann findet die nächste Klinik vielleicht doch noch eine neue Therapie. Damit Sie leben können.

Das Internetportal www.weisse-liste.de gibt übrigens eine gute erste Übersicht. Staatssekretär Karl-Josef Laumann, der Bevollmächtigte der Bundesregierung für Patienten und Pflege, ist der Schirmherr der Weißen Liste, die Bertelsmann Stiftung ist auch dabei – es handelt sich also nicht um irgendein Privatvergnügen, sondern um eine ernst zu nehmende Organisation.

Für die Einstufung werden die Ergebnisse von Qualitätsberichten genutzt. Sie enthalten unter anderem die Qualifikation der Ärzte, die Anzahl der geleisteten Operationen und die Rate an Komplikationen. Ergänzt wird das Ranking durch Patientenbefragungen, die von unterschiedlichen Krankenkassen erhoben werden (https://www.bundesgesundheitsministerium.de/fileadmin/dateien/Publikationen/Praevention/Broschueren/130627_PRB_Internet_pdf_neu.pdf).

Operation? Genau informieren!

Nehmen wir einmal an, Sie hatten einen Sportunfall. Meniskus kaputt, Kreuzband gerissen, Innenband gerissen, Knochen angeknackst. Sie fangen bei Ihrem Hausarzt an. Gut. Der schickt Sie mit einem breiten Grinsen im Gesicht zum MRT. Richtig. Aber warum dieses Grinsen? Ach so: Er bekommt vielleicht eine kleine finanzielle Belohnung für jeden ans MRT-Zentrum überwiesenen Patienten. Das kommt vor.

Zurück zum Knie-Fall: Sie lassen sich also ins MRT schieben, bekommen eine CD mit schönen Bildern in die Hand gedrückt und gehen nach Hause. Was jetzt? Sie haben die freie Wahl. Sie können gar nichts tun. Sie können zu Ihrem Hausarzt zurückgehen und sich dort beraten lassen. Sie können versuchen, einen Termin beim Orthopäden zu bekommen. Oder Sie gehen in die Ambulanz eines Krankenhauses, von dem Sie gehört haben, dass Knie dort anständig geflickt werden.

Da begegnen Sie auf dem Gesicht des Chirurgie-Chefarztes wieder diesem Grinsen. Warum jetzt das? Etliche Krankenhäuser lassen Ihre Chefärzte sogenannte Zielvereinbarungen unterschreiben. Ziel ist dann zum Beispiel die Gewinnsteigerung um 15 Prozent pro Jahr. Gelingt die Gewinnsteigerung, wird das feste Jahresgehalt um einen leistungsorientierten Anteil erhöht. Laut Verband leitender Krankenhausärzte enthält ca. jeder zweite Chefarztvertrag solche Klauseln, teilweise werden

30 bis 40 Prozent des Jahreseinkommens variabel vergütet. Auch Bonuszahlungen sind üblich, beispielsweise 1500 Euro für jede eingesetzte Hüfte. Auf einigen Internetseiten werben Ärzte mit ihren Erfahrungen: 300 bis 400 Hüftprothese-Operationen pro Jahr, das zeugt von Erfahrung. Es kann aber auch heißen: 35 000 Euro Extragehalt pro Monat für den operierenden Arzt.

Heißt das jetzt, Sie sollen sich lieber nicht operieren lassen? Heißt es natürlich nicht. Es kommt immer auf den Einzelfall an. Auf Ihren Fall. Manchmal ist eine OP genau das Richtige. Manchmal geht es aber auch munter einfach ohne, wie folgende Geschichte zeigt: Da wird einer gerade 60 Jahre alt. Läuft Anfang März 26 Kilometer über 40 Hindernisse, Schlamm, Stromschläge, eiskaltes Wasser. Und plaudert, dass er vor drei Jahren auch unbedingt am Knie operiert werden sollte wegen eines Innenmeniskus-Hinterhornrisses. Dass er das nicht getan habe, seitdem 20 Marathons gelaufen sei, die Halbmarathons gar nicht mitgerechnet, alles ohne jeden Schmerz.

Kommentar: Kraft nimmt Schmerz. Der Körper heilt, wenn du ihm das richtige Kommando gibst. Wenn du ihm klarmachst, was du möchtest. Na, was wohl? Laufen! Was Sie mir da schreiben, liebe Leserinnen und liebe Leser, ist für mich Frohmedizin in höchster Vollendung. Mit enormen seelischen Auswirkungen: Sie lernen am eigenen Körper, Sie lernen auch durch Lesen, dass wir unser Leben tatsächlich in unseren eigenen Händen halten.

Sollten Sie bei einer vorgeschlagenen Operation Zweifel haben, holen Sie sich eine Zweitmeinung. Dabei ist es unerheblich, ob Sie Privatpatient oder pflichtversichert sind, das steht Ihnen zu. Suchen Sie sich einen weiteren Facharzt aus, vereinbaren Sie einen Termin und gehen Sie hin. Das können Sie sogar ein drittes und viertes Mal tun. Bis Sie sich sicher sind.

Die Krankenkassen wissen, dass es nicht einfach ist, in unserem Gesundheitssystem den richtigen Weg zur Heilung zu finden. Deshalb bieten Sie Ihnen Beratungsservices am Telefon an. Sie können Ihr Anliegen so noch einmal mit einem Arzt Ihrer Kasse besprechen. Auf diesem Weg können Sie auch Adressen von unabhängigen Spezialisten bekommen, die sich Ihren Fall noch einmal anschauen und Ihnen wertvollen Rat geben können.

Es kann ziemlich aufwendig sein, den passenden Arzt, die passende Therapie und das passende Krankenhaus zu finden. Ich schreibe bewusst »passend« statt »richtig«. Sie wissen vorher nie genau, was »richtig« ist. Knie operieren oder nicht? Und hinterher wissen Sie oftmals auch nicht, ob Ihr Weg »richtig« gewesen ist. Das operierte Knie ist zwar sensationell gut geheilt – aber wäre ohne Operation möglicherweise auch eine sensationelle Heilung passiert? Weiß Ihr Arzt nicht. Wissen Sie nicht. Sie können aber sagen, ob der Weg gepasst hat. Und ob Sie sich besser fühlen.

Unabhängige Beratung

Zusätzlich können Sie sich auch einen kostenlosen Rat bei der Unabhängigen Patientenberatung Deutschland (UPD) einholen (www.patientenberatung.de/). Entweder telefonisch, in einigen Städten sogar persönlich in den Beratungsstellen der UPD oder im Internet. Die UPD ist eine Art Lotse, damit der Patient seinen Weg durch das deutsche Gesundheitswesen findet.

Sie berät im gesetzlichen Auftrag und gibt Auskunft zu medizinischen Fragen wie bestimmten Therapien und Medikamenten, Ärzten und Krankenhäusern, zum Patientenrecht, zu den Leistungen der Krankenkassen und sogar zu psychosozialen Problemen im Umgang mit einer Krankheit. Die Stelle berät über Patienten- und Betreuungsverfügungen und gibt Rat bei Auseinandersetzungen mit Ärzten, Krankenhäusern und Krankenkassen. Von ihren Mitarbeitern können Sie sogar über Selbsthilfegruppen informiert werden.

Soziales Umfeld

Auf dem Weg der Heilung sind ein guter Arzt und ein gutes Krankenhaus wichtig, wesentlich aber ist etwas gänzlich Unmedizinisches: dass ein guter Freund oder die beste Freundin mit zur Notaufnahme geht, dass die schlimme Diagnose mit dem Lebenspartner oder mit der Lebenspartnerin gemeinsam verkraftet wird, dass jemand ein gutes Mittagessen bringt und beim Duschen hilft, dass fröhliche Kinder und Enkel zum Krankenbett kommen.

Die auf Mind-Body-Medizin spezialisierte Ärztin Anna Paul bestätigt, dass gute soziale Beziehungen für die Heilung oder für die Bewältigung einer Krankheit wesentlich sind. Es gilt sogar: Wer zwar sehr gesund lebt, gleichzeitig aber unter »belastenden oder unbefriedigenden sozialen Beziehungen« leidet, der wird viel mühsamer heil. Im Idealfall stimmt beides: die Lebensweise und die Liebe. Beides macht gesund. (Dobos/Paul 2011, S. 210)

Der Mensch ist eben nicht nur ein medizinischer »Fall« mit Blutwerten, die es zu optimieren gilt. Mit Zellen, die via Diät plus Lauftraining fit gemacht werden für noch mehr Leistung. Mit Bauchmuskelsträngen, die via Krafttraining aufgepumpt werden für noch schönere Strand-Selfies. Kein Mensch ist nur Leistungsträger, nur Selbstverwirklicher. Kein Mensch ist eine Insel.

Kein Mensch ist eine Insel

Das vergessen wir heute gelegentlich. Ach was: heute! Das große Kreisen ums »Ich« hat in der westlichen Welt schon vor mehr als 300 Jahren begonnen. Im 17. Jahrhundert hat der große Aufklärer René Descartes das Ich ins Zentrum gestellt. Seitdem steht in diesem Zentrum eben nicht mehr ein Gott, der für uns denkt und lenkt. Seitdem machen wir das selbst. Glauben wir.

Das »Ich« ist langsam, aber sicher zu einer heldenhaften Hauptfigur der Moderne mutiert. In den 1970ern wurde das Kreisen um die eigene Selbstverwirklichung so schick, dass es gelegentlich absurde Züge annahm. In den 1990ern war das autonome Subjekt das Kreisen leid, stolperte über die eigenen Füße, war nicht mehr sicher, ob es überhaupt real ist oder doch nur ein »Mosaik aus Zitaten« (Julia Kristeva). Ein postmoderner Scherbenhaufen. Zumindest beschrieben die Theoretiker das so.

Heute stellen viele Menschen jeden Tag schlecht fotografierte Selbstporträts ins Internet, um sich zu versichern, dass es sie wirklich gibt. Bauen sich also ihr »Ich« aus einem Mosaik aus verwackelten Fotos. Manche fügen noch Trainingszeiten und die Anzahl der gesundheitsbewusst verzehrten Mandarinen dazu. Kann man heute alles machen.

Stellt sich die Frage: Wenn ich mich mithilfe neuester Techniken permanent selbst vermesse – Blutwerte, Puls, Kalorien etc. –, bin ich dann dem Trend der narzisstischen Selbstbezogenheit schon so sehr auf den Leim gegangen, dass ich mit meinem sozialen Umfeld nicht mehr viel anfangen kann? Dass ich vielleicht gar keins mehr habe? Außer meinen 834 Freunden auf Facebook, die aber nicht in echt da sind, wenn man sie braucht?

Und was passiert dann, wenn ich krank werde?

Heilung braucht Hilfe

Mag ja sein, dass wir heute zu übertriebener Selbstbespiegelung neigen und via Internet sogar zu »marktschreierischen Selbstverwertungsstrategen« werden – eine treffende Formulierung, die von Josef Früchtl stammt, Professor für Philosophie der Kunst und Kultur an der Universität Amsterdam.

Trotzdem bleibt es auch heute ein Fakt, so Früchtl, »dass das Ego immer noch auf ein Alter Ego angewiesen ist, dass Subjektivität eingebunden sein muss in Intersubjektivität, dass Leben Zusammenleben heißt« (Früchtl 2014, S. 46).

Wer es jemals erlebt hat, wie es sich anfühlt, von heute auf morgen nicht mehr fit, nicht mehr schön, nicht mehr erfolgreich, nicht mehr hochleistungsfähig zu sein, sondern stattdessen krank, verletzt, schwach, hilfebedürftig, der weiß, wie existenziell wichtig die Hilfe von Freunden und der Familie in einem solchen Augenblick ist. Wer in einem solchen Moment allein ist, der kriegt die Kurve vielleicht nicht mehr. Nie mehr.

Vera Sandberg hat das nach der Krebsdiagnose so formuliert:

> **»Ich bin nach dem Schock reicher geworden. Es ist eine neue, andere Sicherheit gewachsen. Unsterblich, unversehrt, das bin ich nicht. Aber allein, das bin ich auch nicht. Gerade in dem Augenblick, als meine Leistungsfähigkeit und meine Attraktivität – auf beides war ich immer stolz – auf einen Tiefpunkt gesunken waren, fanden mich Liebe, Freundschaft und Solidarität. Musste ich fallen, um aufgefangen zu werden? Angreifbar sein, um Schutz zu bekommen? All das.«**
>
> VERA SANDBERG

Dabei kommt es nicht darauf an, besonders *viele* Unterstützer im Familien- und Freundeskreis zu haben. Es kommt auf die Qualität der Beziehung an. Ein, zwei zuverlässige gute Seelen im direkten Umfeld, die sich im Notfall auch mitten in der Nacht ans Steuer setzen, kommen und helfen, machen auf dem Weg der Heilung einen sehr viel größeren Unterschied als die 834 Facebook-Gesichter.

Das lässt sich im Alltag leicht beobachten: zum Beispiel an einem älteren Patienten, der von seinen Kindern oder Enkeln besucht wird. Da geht sofort »die Sonne auf«. Die zuvor bleichen Wangen bekommen Farbe, das Lachen kommt zurück, sogar die körperliche Kraft.

Einbindung in gute soziale Beziehungen ist für die Heilung nicht nur irgendwie gut. Sie ist wesentlich. Und zwar für den Erkrankten genauso wie für Freunde und Familienmitglieder, die bei der Heilung helfen. Als der Filmemacher Helmut Dietl an Krebs erkrankt war, kümmerte sich seine Frau Tamara Dietl persönlich um seine Pflege zu Hause. Sie stellte die eigenen Bedürfnisse eine Weile völlig zurück. Woher sie die Kraft dazu nahm? »Meine besten Freundinnen gaben mir die Sicherheit, dass ich nicht falle, und wenn ich falle, dass sie als Netz für mich da sind.« (zitiert nach Lewitan 2015, S. 39) Heilung braucht Hilfe. Und die Helfer, die brauchen auch Hilfe. Bitte nicht vergessen.

Alles ist verbunden

Vielleicht sind Sie genauso wie ich erzogen in dem Glauben, dass Sie alles selbst tun müssten. Dass Sie allein sind auf dieser Welt. Dass Erfolg aus Ihnen kommen muss. Dass Sie schuften, sich mühen, plagen müssen. Um gesund zu werden, zum Beispiel.

Ein großer Irrtum. Erfolge kommen eben nicht aus unserem kläglich kleinen Hirn. Aus der täglichen Anstrengung. Die kommen woanders her. Wer das einmal verstanden hat, wird sich um dieses *woanders* kümmern.

Lassen Sie mich das verdeutlichen am Beispiel des Ozeans. Sie stehen am Strand von Gran Canaria und blicken aufs Meer. Mittags. Windstille. Sonne. Keine Wogen, sondern allenfalls kleine Wellen, viele, viele Millionen. Jede Welle ist ein Stück Ozean, das sich abgetrennt hat. Nach oben strebt. Eine eigene Form hat. ICH sagt.

Genau das sind Sie. Sie sagen ICH. Sie glauben wirklich, dass es ein ICH mit dem Namen Meier gibt und ein ICH mit dem Namen Müller und ein ICH mit dem Namen Schulze. Weil es genau solche Körper gibt. So wird jede Welle argumentieren: Neben mir ist ja eine andere Welle, also noch ein Ich und dann noch eine dritte Welle, auch noch ein Ich. Es gibt viele Millionen Ichs.

So denken wir Menschen von uns. Welche Arroganz. So eine Welle braucht ja nur ein paar Sekunden zu warten, um wieder im Ozean zu verschwinden. Aufzugehen im Universum des Wassers, wo sie hergekommen ist. Und genauso brauchen doch Sie kleines Menschlein nur ein bisschen zu warten, bis Sie wieder zu Staub zerfallen. Zur Muttererde werden, wo Sie hergekommen sind. Wo ist jetzt Ihr Ich?

Das Ich ist Ihre Seele. Glauben Sie wirklich, dass Ihre Seele dann so plötzlich verschwindet? Nein, das glauben Sie nicht. Am Beispiel der Welle versteht man es ganz plötzlich: Das Wellen-ICH verschwindet im Ozean-ICH. Es gibt nur ein großes ICH. Von dem wir uns übermütig und vorwitzig ein bisschen separieren und behaupten, wir seien ein eigenes Ich. Die Zeit lehrt uns das Gegenteil. Es gibt nur ein großes Ich. Wir hängen alle zusammen. C. G. Jung, der berühmte Begründer der analytischen Psychologie, bezeichnete dieses große Ich als das kollektive Unterbewusstsein. Geniale Idee.

Diesen Gedanken von dem einen großen Ich hat in unnachahmlicher Weise Erwin Schrödinger, der Physiknobelpreisträger 1933, in einer Vorlesung 1944 niedergeschrieben. Auf den letzten sechs Seiten eines kleinen Büchleins »Was ist Leben?«. Diese sechs Schlussseiten sind für mich das Genialste, was jemals in deutscher Sprache hingeschrieben wurde. Müssen Sie lesen. Nicht sollten Sie. Sie müssen. Erwin Schrödinger ist der meistzitierte und damit berühmteste Wissenschaftler des 20. Jahrhunderts. Nicht Einstein, sondern Schrödinger. Und den Gedanken finden Sie natürlich schon bei Schopenhauer. Und der hat's wiederum abgeschrieben aus den Upanishaden, also aus den philosophischen Schriften des frühen Indiens.

Das mich so Bezaubernde und mich Begeisternde an dieser Vorstellung des einen großen Ichs, des kollektiven Unterbewusstseins, ist die Tatsache, dass dies in der Physik experimentell bewiesen worden ist. Nennt man die Nichtlokalität. Zuerst 1982 in Paris, inzwischen immer wieder in Wien von Professor Zeilinger. Die Physik hat bewiesen, dass jedes Teilchen des Universums mit jedem anderen unmittelbar zusammenhängt. Unmittelbar voneinander weiß. Wenn Sie also ein Teilchen hier auf den Kopf stellen, wird in Folge Hunderte von Lichtjahren weg im selben Moment (also nicht mit Verzögerung der Lichtgeschwindigkeit) ein anderes Teilchen wackeln. Alles in diesem Universum ist unmittelbar miteinander verknüpft.

Diese Vorstellung des gemeinsamen Ichs, des gemeinsamen Wissens stellt Ihr Leben auf den Kopf, wenn Sie es als gefühltes Bild in der Seele tragen. Ein Bild, von dem ich lebe. Das in mir lebt.

Die Immunaktivität steigt messbar

Dass sich soziale Unterstützung positiv auf das Immunsystem auswirkt, lässt sich tatsächlich messen (alle im folgenden Abschnitt zitierten Studien vgl. Schubert 2015, S. 187 ff.):

Soziale Unterstützung: Gemeint ist Beistand auf physischer Ebene (Bein hochlegen, massieren, umarmen), aber auch emotionaler Beistand. Studien zeigen eine positive Wirkung von sozialer Unterstützung durch Familie und Freunde auf die Anzahl an NK-Zellen und das Gleichgewicht zwischen dem T-Helfer-Typ-1- und dem Typ-2-System.

Aufgeschlossenheit: Die Fähigkeit, sich anderen Menschen gegenüber offen und kontaktfreudig zu zeigen, wirkt ebenfalls direkt auf das Immunsystem. So konnten Untersuchungen beweisen, dass sozial aufgeschlossene Personen nach einem Kontakt mit Viren weniger wahrscheinlich eine Erkältung entwickeln als solche, die eher verschlossen sind. Andere Studien zeigten, dass zum Beispiel HIV-Patienten, die ihren Müttern offen von der Erkrankung erzählt hatten und sich von diesen unterstützt fühlten, unter einer geringen viralen Belastung zu leiden hatten.

Bindungssicherheit: Ein wichtiger Faktor im Zusammenhang mit sozialen Beziehungen ist auch die Art, wie Menschen Bindungen zu anderen Menschen eingehen. Wer einen sicheren Bindungsstil pflegt, der kann vertrauen. Er empfindet eine hohe Wertschätzung gegenüber anderen und auch gegenüber sich selbst und ist in der Lage, enge und starke Beziehungen einzugehen. Ein unsicherer Bindungsstil ist geprägt durch fehlendes Vertrauen. Enge Beziehungen werden ängstlich vermieden. Studien zu diesem Thema zeigten, dass fehlende Bindungssicherheit im Zusammenhang steht mit einem erhöhten Stresspegel. Wieder messbar – in diesem Fall an Krankenschwestern.

Aufgeschlossenheit – in der Fachsprache »Extraversion« – gilt als ein stabiles Merkmal der Persönlichkeit. So ist die eine Person eben »von

Natur aus« eher aufgeschlossen, die andere Person eher in sich gekehrt. Doch auch hier gilt: Das lässt sich ändern. Studien konnten zeigen, dass sich auch Teilnehmer mit unsicherem Bindungsstil durchaus in Richtung »sicher gebunden« verändern können.

!

Liebe macht gesund

Liebe stärkt das Immunsystem. Dass der Zusammenhang wirklich so einfach ist, zeigte eine groß angelegte Studie an fast 10 000 Männern mit Herzerkrankungen. Die Forscher konnten hier zeigen, dass es den Studienteilnehmern deutlich besser ging, die mit »Ja!« auf die ganz einfache Frage antworten konnten:

»Zeigt Ihre Frau Ihnen, dass sie Sie liebt?«

Die geliebten Männer hatten messbar weniger Symptome als diejenigen, die sich nicht geliebt fühlten. Genauer: Sie hatten um 50 Prozent reduzierte Symptome. Ganz ohne Pharma. Liebe also. Ganz einfach. (Dobos/Paul 2011, S. 207)

Neben den medizinisch objektiv messbaren positiven Wirkungen von sozialen Beziehungen spricht auch die subjektive Einschätzung von Patienten dafür, dass diese Beziehungen massiv zur Heilung beitragen. Das brachte Dr. Warren Berland ans Licht, ein Psychotherapeut aus New York, der 33 Krebskranke interviewt hat. Erstaunliches Ergebnis: Nur drei der befragten Patienten glaubten, dass die Kunst der Onkologen ihnen geholfen hätte. Die meisten dagegen waren überzeugt davon, dass zwei ganz andere Faktoren zur Heilung beigetragen hätten: zum einen die eigene innere Einstellung und Spiritualität. Und zum anderen eben die Unterstützung von Familie und Freunden. In dieser

Studie wird außerdem die »psychologische oder psychotherapeutische Unterstützung« lobend erwähnt – vielleicht nicht ganz zufällig, wenn die Interviews durch einen Vertreter dieses Fachs durchgeführt wurden. Wie auch immer: Diese Faktoren schienen den Patienten »doppelt so wichtig« (!) wie die medizinischen Maßnahmen, die sie absolviert hatten (Kappauf 2014, S. 169).

Begegnung macht stark

Gute und sichere Bindungen innerhalb der Familie und des Freundeskreises wirken also direkt auf das Immunsystem. Messbar positiv.

Dazu kommt noch ein Effekt, der im Zusammenhang mit dem Schrittemodell in Richtung Heilung wesentlich ist. Die Studien von Hiroshi Oda hatten gezeigt, dass Heilung umso besser gelingt, je erfolgreicher Patienten ihre eigene Geschichte neu zu erzählen lernen. Jetzt ergänzt um das Kapitel »Wie ich krank wurde und warum ich jetzt sogar stärker bin als zuvor«.

Die Studien des österreichisch-israelischen Religionsphilosophen Martin Buber (1878–1965) und des französischen Denkers Emmanuel Lévinas (1906–1995) zeigen, dass dieses neue Verstehen der eigenen Person und Geschichte nicht allein im stillen Kämmerlein gelingen kann. Sondern viel besser – Buber und Lévinas würden wahrscheinlich nicht »viel besser« sagen, sondern »ausschließlich und auf keinem anderen Weg als« – im Kontakt mit anderen Menschen.

Der Dialog macht mich zum »Ich«

Martin Buber hat eine eigene »Dialogphilosophie« entworfen. Er war davon überzeugt, dass Erkenntnis nicht allein in einer Person entstehen kann, sondern immer nur zwischen zwei Dialogpartnern. Mehr noch: Er glaubte, dass der Mensch sich erst durch soziale Beziehungen zu dem entwickelt, was er ist. Dass er »am Du zum Ich« wird (Martin Buber: Das Dialogische Prinzip, Heidelberg 1984, OA 1923). Das gelingt ihm zufolge dann, wenn der Dialog von gegenseitiger Bestätigung, von Vertrauen und Verantwortung getragen und unmittelbar, gegenseitig und offen ist. Buber beschreibt das zwar etwas blumig, aber in seiner durchaus verständlichen Art: »Sodann aber verlangt es einen Mal um Mal, seinem Mitmenschen zu danken, selbst wenn er nichts Besonderes für einen getan hat. Wofür denn? Dafür, dass er mir, wenn er mir begegnet ist, wirklich begegnet ist …« (zitiert nach Wolf 1992, S. 163).

Raus aus der Ego-Kapsel

Emmanuel Lévinas hat ebenfalls unsere ehemals von Descartes geprägte Weltsicht vom Kopf auf die Füße gestellt. Auch bei ihm steht nicht mehr das »Ich« im Zentrum. Er zeigt, dass unser Kontakt mit »dem Anderen« erst dazu führt, dass wir uns selbst begreifen können. Der gute Freund, die liebevolle Ehefrau, der Sohn oder die Enkelin sind es also, die den Patienten aus seiner »tragischen Selbstbezüglichkeit« befreien und ihm dabei helfen können, sich selbst neu zu verstehen (Legros 2015, S. 49).

Das heißt konkret: Auf dem Weg zur Heilung ist es förderlich, das eigene eingekapselte Ego zu öffnen. Denn erst der Kontakt zu anderen Menschen ermöglicht es, die eigene Verletzlichkeit, die eigene Endlichkeit und das eigene Eingebundensein ins soziale Netz neu zu verstehen, in seiner ganzen Tiefe zu begreifen. Nur so kann ein neues Selbstbewusstsein entstehen. Und damit eine entscheidende Voraussetzung, den Selbstheilungsprozess in Gang zu setzen.

Wichtig: Dabei übernehmen die helfenden Anderen nicht die komplette Verantwortung für den Patienten. Nein, der Patient bleibt auch selbst verantwortlich, und zwar nicht nur gegenüber sich selbst, sondern auch gegenüber den Anderen.

Um das zu begreifen, muss man kein jüdischer Religionsphilosoph sein wie Buber und auch kein radikaler französischer Denker wie Lévinas. Eine solche Erkenntnis kann auch einem 56 Jahre alten Krankenpfleger kommen, der hin und wieder meditiert. Genauer: seit 30 Jahren konsequent. Offenbar, um sich von seinem eigenen Hang zur Gewalttätigkeit zu heilen. Er nennt sich Ji'un Ken und gab 2014 Folgendes zu Protokoll (zitiert nach Früchtl 2014, S. 48):

»Damals war ich impulsiv und der Gewalt nicht immer abgeneigt. Aber seitdem ich erkannt habe, dass mein sogenanntes ›Ich‹ in einem großen Bedingungsgefüge steht, habe ich eine große Entspannung erfahren. Ich kann gar nicht die wichtigste Person in meinem Leben sein, denn ohne die wechselseitige Abhängigkeit von allem, was mich umgibt, könnte es mich so, wie ich bin, gar nicht geben.«

Da hat jemand tief verstanden: Der Mensch ist keine Insel. Eine erleichternde Erkenntnis.

»Dass ihr es wollt, macht mich stark!«

Erfahrungen aus der Praxis zeigen, dass medizinisch notwendige Verhaltensänderungen besonders gut dann gelingen, wenn der betroffene Patient sich durch sein soziales Umfeld unterstützt fühlt – auf den Punkt gebracht durch folgende vier Aussagen, die er zu unterschreiben bereit wäre (nach Dobos/Paul 2011, S. 84):

1. Ich weiß, dass ich mit meinem Leben spiele, wenn ich mein aktuelles Verhalten nicht ändere.

2. Ich weiß, dass ich mein Leben retten kann, wenn ich mein Verhalten ändere.

3. Ich weiß, dass ich es schaffen kann, mein Leben entsprechend zu ändern.

Jetzt kommt's:

4. Ich weiß, dass mir wichtige Menschen es gut finden, wenn ich mein Verhalten verändere. Ich weiß, dass sie mich dabei unterstützen werden.

Eine Krankheit oder ein Unfall sind schwere Einschnitte ins Leben. Sie erfordern häufig eine »Lebensumstellung«: Schluss mit dem Rauchen, dem ungesunden Essen. Stattdessen Bewegung, gesunde Ernährung, gesunde Gedanken. Das ist die vordergründige Umstellung. Die Änderung der täglichen Routinen.

Dazu kommt eine zweite »Lebensumstellung«, die viel tiefer greift. Viele Patienten entdecken eine neue Lebensfreude und einen neuen Lebenssinn, sie regen sich über die Kleinigkeit des Alltags nicht mehr auf, sie nehmen eigene Bedürfnisse achtsamer wahr, sind offener für andere und entwickeln ein neues, ein stärkeres Selbstvertrauen.

Im Alltag führt das zu ganz erstaunlichen Wandlungen: So hören Ärzte in der Sprechstunde, die vormals sehr angepasste Patientin setze jetzt in der Familie ihren Willen durch.« (Kappauf 2011, S. 166). Was die Beziehung nicht belasten muss – im Gegenteil: Manches Paar geht nach einer gemeinsam durchgestandenen Krankheit liebevoller miteinander um.

Das zeigt: Wenn Patienten mit Unterstützung ihres Umfelds eine Krankheit überstehen, sind sie hinterher oftmals wunderbar »wiederhergestellt« – aber eben nicht nur. Sie haben sich verändert. Oft zusammen mit ihrem Umfeld. Und oft zum Positiven.

Glaubenssache

Wenn auf dem Weg zur Heilung nur ein kleines oder schwaches soziales Netz da ist, muss das nicht schlimm sein. Die Einbindung in eine spirituelle Gemeinschaft kann eine vergleichbar positive Wirkung haben. Nur so ist es zu begreifen, dass es zum Beispiel die heute 84-jährige Luise Krzanowski fertig gebracht hat, ihren im Wachkoma gefangenen Mann 20 Jahre lang praktisch alleine rund um die Uhr in der eigenen Wohnung zu pflegen. »Jeden Morgen habe ich gebetet, der Herr möge mir die nötige Kraft geben – und er hat sie mir gegeben«, sagt sie.

Ein Gefühl der Geborgenheit

Der Mensch steht nicht alleine. Er braucht Hilfe. Zuerst durch die Eltern, dann die Lehrer, dann Ausbilder oder Hochschulprofessoren, immer durch Freunde. Außerdem, hoffentlich, durch verlässliche Lebenspartner, vielleicht zusätzlich durch Kinder. Das für mich zentrale Geheimnis heißt allerdings nicht *Hilfe,* es heißt *Geborgenheit.* Sich geschützt fühlen.

Entstanden ist dieses Gefühl für mich aus meinem frühesten Mantra: »Der Herr ist mein Hirte.« Das war mein Konfirmationsspruch. Den habe ich mir wiederholt, immer wieder. Und so entstand mein Bild vom »lieben Gott«. Ganz früh, ganz naiv. Natürlich bin ich heute Naturwissenschaftler. Natürlich denke ich heute rational und ganz anders darüber. Aber dennoch: Tief in meinem Herzen bin ich ganz kindlich in Kontakt geblieben mit meinem »lieben Gott«.

Freilich denke ich mir ihn irgendwie. Vorschriftsmäßig als älteren Herrn mit Bart. Da oben. Und ich denke ihn mir immer gütig. Immer etwas lächelnd. Tonart: »Na, na, na!« Hier jedenfalls kann ich immer Hilfe holen, ich kann mich bei Bedarf entschuldigen, ich kann mich zutiefst geborgen fühlen. Vielleicht ist es ein altmodisches, ein naives, sogar ein kitschiges Bild. Und? Wenn es doch hilft!

Wer so ein Bild in sich hat, den schreckt nichts mehr. Der Tod? Ich bitte Sie. Das habe ich hinter mir. Krankheit? Mir muss niemand irgendetwas von Krankheit erzählen. Schmerzen? Ja, stimmt. Das Schlimmste. Kann ich nur bestätigen. Auch das lässt sich ertragen mit dem Glauben, dass da oben jemand ansprechbar ist. Jederzeit. Das ist Geborgenheit.

Jetzt stellen Sie sich mal das Bild eines strafenden, eines rächenden Gottes vor. Der da oben ständig tobt. Es gibt ja Menschen, die dieses Bild in sich tragen. Das kann meiner Einschätzung nach nicht gesund sein. Auch eine belastende Beziehung zu einem »bösen Gott« beeinträchtigt die Gesundheit und verkürzt das Leben. Eine gesunde Spiritualität aber führt durchaus zu einem längeren, einem gesünderen Leben.

Nicht alles, was sich »spirituell« nennt, ist auch sinnvoll

Ich möchte an dieser Stelle niemandem einen kindlichen Gottesglauben oder Spiritualität verschreiben wie einen Stützstrumpf. Das wäre völlig unangemessen und ist nicht die Aufgabe eines Mediziners. Spirituelle Fragen muss wirklich jeder für sich selbst entdecken und beantworten. Dennoch möchte ich Ihnen an dieser Stelle noch einmal kurz skizzieren, was ich unter »gesunder Spiritualität« verstehe – und was nicht. Hilfreich auf dem Weg zur Heilung sind meiner Einschätzung nach:

Meditation und Gebet im Sinne von innerer Konzentration und einem Beruhigen des inneren »Affengeschnatters«. Gemeint ist nicht ein stundenlanges, als Weltflucht missverstandenes Meditieren. Das aller Erfahrung nach auch nicht zu irgendeiner Art von Erleuchtung führt.

Hoffnung im Sinne einer unerschütterlichen Zuversicht, dass der eigene Weg in eine gute Richtung führt. Gemeint ist aber nicht eine irrationale, wahnhafte Hoffnung darauf, dass etwas passiert, das faktisch nicht passieren kann: Diabetes Typ 1 geht nicht weg. Das ist so. Die Hoffnung bezieht sich auf ein gutes Leben *mit* Diabetes Typ 1.

Vergeben und Verzeihen heißt, sich nicht selbst zu zermartern mit Rachegedanken in Bezug auf das, was längst Vergangenheit ist. Gemeint ist aber nicht, einen gesunden Selbstschutz aufzugeben und sich alles gefallen zu lassen. Das wäre unverantwortlich gegen sich selbst.

Fasten und Maßhalten in Sachen Ernährung hat ganz offensichtlich positive Effekte auf die Gesundheit. Gemeint ist aber nicht eine angstgetriebene, überkorrekte, zwanghafte, genuss- und damit letztendlich lebensfeindliche Haltung gegenüber dem Thema Ernährung. So erreichen japanische Zen-Priester ein sehr hohes Alter, die viel meditieren, aber durchaus nicht nur Wasser trinken … sondern genauso viele alkoholische Getränke wie der Durchschnittsjapaner. (vgl. Bucher 2014, S. 115)

Sicherlich ist es für viele auf der Suche nach Spiritualität hilfreich, wenn sie ein Vorbild finden. Das kann ein Dorfpfarrer sein oder ein Fußballtrainer, das kann Jesus sein oder Karl Lagerfeld, etliche suchen sich auch einen »Guru«. Ich möchte mich bei diesem Thema nicht zu weit aus dem Fenster lehnen, aber folgende Fragen stellen, um eine gesunde Skepsis zu unterstützen:

Wie wahrscheinlich ist ein positiver Effekt auf dem Weg zur Heilung, wenn ein Patient zunächst eine Verschlechterung seines Gesundheitszustands hinnehmen soll (»Du bist spirituell noch nicht so weit!«)? Wenn er zunächst etliches teure Material kaufen soll – etwa Kristalle, Engelssprays, CDs und Filmmaterial (»Du bist spirituell noch nicht so weit!«)? Wenn er das vom Guru Gesagte überhaupt nicht versteht (»Du bist spirituell noch nicht so weit!«)? Wenn er das gemeinschaftliche Gehabe nervtötend findet (»Du bist spirituell noch nicht so weit!«)? Und wenn nach diesem »Zunächst« Monat für Monat nichts geschieht, außer dass er noch mehr Geld bezahlen soll? (Interessant dazu: Johannes Fischer: New Cage. Esoterik 2.0. Wie sie die Köpfe leert und die Kassen füllt. 2013)

Nun. Man muss spirituell nicht sehr weit gekommen sein, um glasklar zu erkennen: Nicht jeder Weg führt zur Heilung. Bei aller Sympathie für die positiven Effekte der Spiritualität: Es schadet nicht, einen guten Draht zur eigenen Rationalität aufrechtzuerhalten. Gesunder Menschenverstand. Ein oft unterschätztes Konzept.

AUF EINEN BLICK

Beim dritten Schritt geht es darum, Unterstützer zu finden. Das beginnt beim guten Arzt, dem wir unser volles Vertrauen schenken können, der Klartext spricht und der zuhören kann. Das geht weiter mit der Suche nach einem passenden Krankenhaus. Essenziell sind gute Geister im direkten Umfeld: Familie, Freunde, die zur Not Tag und Nacht auf der Matte stehen. Dabei gilt: Gute soziale Beziehungen tun nicht nur der Seele gut, sondern wirken auch direkt auf das Immunsystem. Messbar. Wer möchte, findet zusätzlich Unterstützung im Glauben. Auch dieser Effekt ist messbar positiv. Aber nur dann, wenn es sich um einen Glauben handelt, der uns guttut und Kraft gibt.

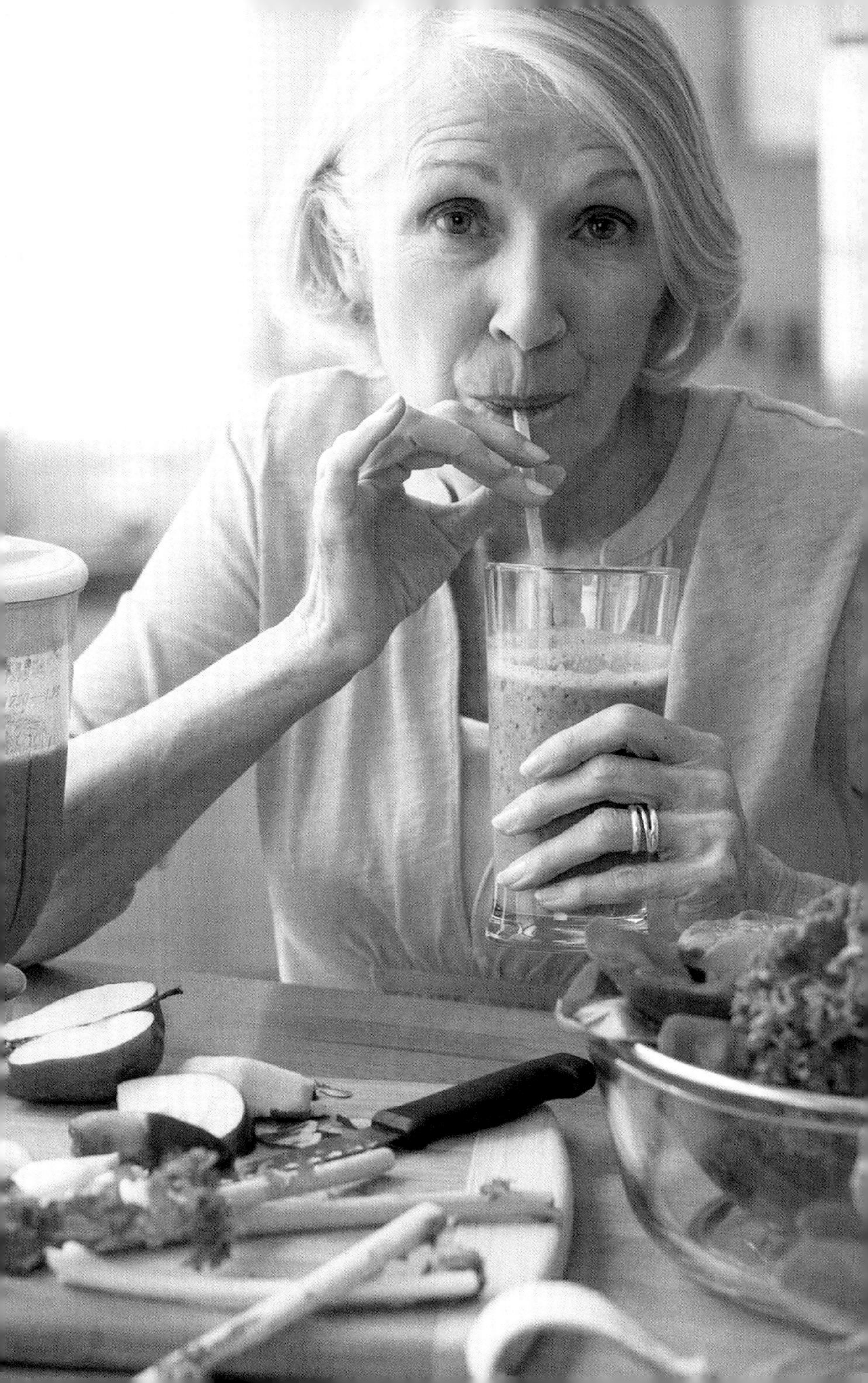

Jetzt: Umsteuern!

Der erste Schritt auf dem Weg zur Heilung ist das »Ja!«. Dann kommt der Entschluss, den Weg wirklich zu gehen. Dann die Entscheidung für die individuell geeignete Art der Medizin. Im nächsten Schritt die Zusammenstellung eines Unterstützerteams aus starken Ärzten, Familienmitgliedern und Freunden. Jetzt geht es darum, dem Leben eine neue Richtung zu geben: Umsteuern in Sachen Ernährung, Bewegung und Gedanken. Dieses Kapitel zeigt, was man wissen muss, um den richtigen Plan aufzustellen.

Eiweiß statt Weizen

In den 1970er-Jahren wurde die Nahrungsmittelpyramide in den USA entwickelt und von den europäischen Ländern übernommen. Es sollte ein Lehrmittel für gesunde Ernährung sein.

Sie kennen die unselige Pyramide: Ganz unten wurde eine breite Basis mit Kohlenhydraten gebaut: Brot, Nudeln, Reis. Später wurde der Zusatz »Vollkorn« schick. Also Vollkornbrot, Vollkornnudeln, Vollkornreis. Man hatte die Idee, dass im vollen Korn viele gute Stoffe stecken, gewissermaßen statt des toten weißen Mehls immer noch das pralle Leben.

Die Pyramide umdrehen

»Prall« hat immerhin gestimmt. Die Zahl der übergewichtigen Menschen in der westlichen Welt ist in einer so drastischen Weise angestiegen, dass wir von einer Epidemie sprechen können. Heute ist klar, dass diese Nahrungsmittelpyramide krank macht. Dass sie zu Adipositas und Diabetes führen kann, zu Herz-Kreislauf-Erkrankungen.

Wirklich drastische Folgen hatte in den vergangenen Dekaden der Umgang mit Diabetes. Noch vor rund 60 Jahren war vielen Ärzten intuitiv klar, dass es sich bei Diabetes um eine Unverträglichkeit von Kohlenhydraten handelt. Also bekamen die Patienten weniger Kohlenhydrate, und es ging ihnen besser. So hat etwa der Arzt Elliot P. Joslin, der Erste, der sich in den USA auf Diabetes spezialisierte, mit einer Ernährungstherapie behandelt: Seine Patienten durften nur 2 Prozent Kohlenhydrate essen. Gleichzeitig waren 75 Prozent Fett erlaubt. Funktioniert! (*US Endocrinology,* 2014;10(2)103–4, doi: 10.17925/USE.2014.10.02.103)

Nach der Erfindung von künstlich hergestelltem Insulin und im blinden Glauben an die Nahrungsmittelpyramide hat aber die amerikanische Diabetes-Gesellschaft später die Empfehlungen auf Diabetespatienten angewendet. Mit fatalen Folgen: Die Diabetiker brauchten immer mehr Insulin. Litten immer mehr unter den Spätfolgen von Diabetes: Probleme mit den Augen, mit der Durchblutung der Beine. Die amerikanische Diabetes-Gesellschaft reißt jetzt endlich das Ruder rum. In einem Artikel in dem Fachjournal *US Endocrinology* stand im Februar 2014 folgende Sensation:

»Es ist klar, wir haben einen riesigen Fehler gemacht, indem wir die Empfehlung ausgesprochen haben, dass mehr als 40 % der Gesamtkalorien aus Kohlenhydraten stammen sollen. Diese Ära soll zu einem Ende kommen, wenn wir ernsthaft die Übergewichts- und Diabetes-Epidemie beenden wollen. Leider empfehlen viele Ärzte und Ernährungsberater Patienten mit Diabetes im ganzen Land immer noch eine hohe Kohlenhydrataufnahme, eine Empfehlung, die wahrscheinlich den Patienten mehr schadet als hilft.«

In Deutschland ist man noch nicht so weit. Die DGE rät immer noch zu reichlich Vollkorn und Kartoffeln, auch für Diabetiker. In Österreich und in der Schweiz hat man schneller verstanden, hier bilden nun Gemüse und Obst die Basis der Pyramide – Kohlenhydrate liegen allerdings immer noch direkt darüber.

Wenn Sie mich fragen: Wir sollten die Pyramide umdrehen. Reichlich Eiweiß, reichlich Gemüse, wenige Kohlenhydrate. Besser noch: gar keine Kohlenhydrate. Die braucht niemand.

Kohlenhydrate können nicht nur zu Übergewicht und Diabetes führen. Sie können im gesamten Körper Entzündungen auslösen und somit Rheuma, Multiple Sklerose, Neurodermitis und viele weitere chronische Krankheiten mit hervorrufen. Auch die so gefürchtete Arterienverkalkung (Arteriosklerose) geht auf die Entzündungen der Gefäßinnenwände zurück. Die werden rau und rissig, und genau hier bleibt das problematische LDL-Cholesterin hängen. Sind Ihre Blutgefäße nicht entzündet, dann existiert dieses Problem nicht. So einfach ist das. Ausführlich nachzulesen in meinem Buch *Warum macht die Nudel dumm?*

!

Weniger ist mehr

Im Primatenhaus der Universität von Wisconsin-Madison lebten zwei fast 30-jährige Affen – uralte Affengreise also, die aber körperlich und geistig außerordentlich fit geblieben waren. Warum das? Sie hatten in einem Versuch über 20 Jahre jeden Tag 30 Prozent weniger Kalorien bekommen als ihre Kollegen. Ergebnis: Die Diät hat das Risiko für altersbedingte Krankheiten um den Faktor drei gesenkt. 80 Prozent der reduziert ernährten Affen haben den Studienzeitraum überlebt, aus der Vergleichsgruppe waren es nur 50 Prozent. Diabetes kam bei den Diät-Affen gar nicht vor. Außerdem schrumpfte das Gehirnvolumen nicht – was sonst als »alterstypisch« gilt.

Nudeln wirken wie Drogen

Abhängigkeit? Entzug? Wir sind doch nicht drogenabhängig. Meinen wir. Leider sind wir es doch. Und zwar von Kohlenhydraten. Auf diesen Gedanken hat mich ein Leserbrief in *Focus* gebracht (43/2014, S. 68). Ein kluger Brief, der die Lebensmittelbranche anprangert, die uns von Zucker abhängig mache und zugleich mit Diätprodukten viel Geld verdiene. Und dann kommt's: »In Ihrem Artikel beschreiben Sie die Lehren aus der Evolution völlig korrekt«, steht da. Leider sei aber ein Detail vergessen worden. Und zwar, dass wir unser Gehirn befriedigen müssen, »dass es den Hungerstoffwechsel akzeptiert«. Nur dann »können wir die Spirale aus Abhängigkeit und Entzug durchbrechen«.

Gut erkannt: *Hungerstoffwechsel.* Heißt in der Fachsprache Ketose. Die Fakten stimmen: Um in die Ketose zu wechseln, braucht das Hirn ein paar Tage, manchmal Wochen. Das wehrt sich. Das mag nicht. Das ist nämlich schon längst *abhängig!*

Und was wir Bewohner der westlichen Industrienationen bei der Umstellung auf genetisch korrekte Kost verspüren, ist nichts weiter als Entzug: die schlechte Laune, das Zittern, die Kraftlosigkeit, das wahnwitzige Suchen nach Schokolade in der Vorratskammer. Peinlich. Spricht niemand gerne drüber. Bei den meisten Menschen dauert die Umstellung einige Tage, es kann aber auch bis zu Wochen brauchen.

Die Belohnung? Unbeschreiblich. Weiß man leider immer erst dann, wenn man es hinter sich hat. Wenn das Gehirn wieder mit Energie versorgt wird, sogar besser als vorher. Stichwort *Ketonkörper.* (Die Zusammenhänge im Detail finden Sie in *Warum macht die Nudel dumm?.*) Nur: Warum ist der Nudelentzug so drastisch? Weil Nudeln im Hirn genauso wirken wie Drogen.

Drogen lassen die Menge des extrazellulären Dopamins im Nucleus Accumbens (NAc) ansteigen. Der NAc befindet sich im unteren Vorderhirn. Das ist die Schaltzentrale des »Belohnungssystems«. Im Jahr 2007 haben Wissenschaftler der Princeton University in den USA an ihren Ratten genau diesen Drogeneffekt gefunden, ausgelöst allein durch Zucker! Jedes Mal, wenn die Ratten den frei zur Verfügung stehenden Zuckersaft tranken, wurde ihre NAc-Region von extrazellulärem Dopamin überschwemmt. Dieses Dopamin führt zu folgenschweren Veränderungen im Gehirn. Denn Nervenzellen haben spezielle Rezeptoren für verschiedene Substanzen. So gibt es auch einen für Dopamin. Werden nun die Nervenzellen regelmäßig von sehr viel Dopamin überschwemmt, nimmt die Menge der Rezeptoren ab. Was Sinn macht: Wenn in regelmäßigen Abständen so viel Dopamin vorhanden ist, dass auch wenige Rezeptoren ausreichen, um die Nervenzellen auf die Übermittlung von »Wohlfühlsignalen« umzustellen, kann das Hirn an dieser Stelle eigentlich an Rezeptoren sparen.

Aber nur eigentlich. Denn das an große Mengen Dopamin gewöhnte Gehirn ist nicht zufrieden mit dem Ergebnis der wenigen Rezeptoren. Es will mehr. Für den Drogensüchtigen bedeutet das, dass er immer mehr Drogen braucht, um das gleiche Glücksgefühl zu erfahren. Beim Kohlenhydratabhängigen ist es ähnlich: Auch sein Hirn will immer mehr. Und schon dreht sich die Abwärtsspirale in Richtung Adipositas. In Richtung Diabetes.

Nun stellt sich natürlich die Frage, warum das Gehirn überhaupt so extrem auf Drogen und Kohlenhydrate anspricht. Erstens ist die Lust auf Kohlenhydrate evolutionsbiologisch sinnvoll. In der Steinzeit waren Carbs schwer zu finden – und wer sie hatte, der wurde satt. Gut so.

Zweitens produziert das Hirn eigene Substanzen, die wir guten Gewissens als Drogen bezeichnen können. Diese Drogen braucht der Körper, damit er Schmerzen ertragen kann, damit er mit Stress klarkommt, damit er Glück empfinden kann. Eine dieser körpereigenen Drogen ist Enkephalin. Das gehört in die Gruppe der Opiate, genau wie Heroin. Heroin wirkt natürlich um ein Vielfaches stärker als die körpereigene Substanz. Kein Wunder also, dass es vom Gehirn bevorzugt wird. Damit Enkephalin entstehen kann, wird in den Zellen im Nucleus Accumbens zunächst der entsprechende Abschnitt der DNA kopiert. Auf Grundlage dieser Kopie werden dann die benötigten Aminosäuren eingesammelt und in der richtigen Reihenfolge zusammengesetzt.

Vergiftet man das Gehirn mit Drogen, und dazu zählen wir jetzt auch den Zucker, so werden wesentlich weniger Bauanleitungen für Enkephalin hergestellt. Je weniger Bauanleitungen, desto weniger Enkephalin. Durch Heroin wird die Anzahl der Bauanleitungen so extrem reduziert, dass im Gehirn praktisch keine körpereigenen Drogen mehr vorhanden sind. Kein Wunder also, dass ein Junkie nach einem Schuss sofort den nächsten braucht.

Jetzt kommt's: Kohlenhydrate haben im Prinzip den gleichen Effekt. Kohlenhydrate vermindern die Enkephalinproduktion. Das Gehirn will aber trotzdem Glück, also schickt es uns auf die Suche nach Schokolade, nach Pasta (Avena et al. 2008). Nach möglichst viel davon.

Dass nach einem radikalen Stopp der Kohlenhydratzufuhr die Stimmung in den Keller geht, ist also nur logisch. Glücklicherweise kann sich das System erholen. Das braucht seine Zeit. Grundsätzlich aber ist der Körper in der Lage, nach dem Entzug sowohl die Zahl der Dopaminrezeptoren als auch deren Sensibilität zu erhöhen.

Den Krebs aushungern

Zucker macht Krebs. Wussten Sie schon. Krebs ist heilbar. Klar: durch den Entzug von Zucker. Und, wie sehr schlau im folgenden Fall geschehen, indem man der Diagnose den tödlichen Stachel zieht. Das Wörtchen »Krebs« einfach austauscht durch »Tumorerkrankung«. Eine »Erkrankung« geht weg, glauben wir. Hat hier auch funktioniert – zitiert aus dem Forum:

»Ich möchte, um anderen Menschen Mut zu machen, meine Erfahrungen mit einer Tumorerkrankung teilen. Die Diagnose kam im Juli 2014, ein 10 x 10 x 10 cm großes Bronchialkarzinom (bin Nichtraucher), das später in das Bauchfell metastasierte.
Ich habe von Beginn an alles gemacht, was Dr. Strunz empfiehlt (KH-arm ernähre ich mich seit Jahren, habe aber nochmals KH reduziert). Zusätzlich habe ich mit dem Labor von Dr. Coy Kontakt aufgenommen, Blutproben dorthin geschickt und die Regeln, die er empfiehlt, peinlich genau eingehalten.
Als dritte Säule neben der schulmedizinischen Behandlung und Strunz/Coy habe ich komplementäre Therapien gemacht und mache sie noch immer. Vor allem hoch dosiertes Vitamin C (beginnend bei 35 g bis 100 g), Heilpilzextrakte (erwiesen sich als sehr wirkungsvoll) und sehr hoch dosiertes Salvestrol.
Zudem habe ich meinen Lebensstil geändert – weniger Arbeit, mehr Entspannung (das gab es bei mir über 20 Jahre gar nicht), viel Bewegung, Hund angeschafft, der

auch viel Freude macht, Garten neu angelegt, was auch für Entspannung und Freude sorgt.
Das Bronchialkarzinom ist seit 30.6.2015 lt. PET weg. Die Bauchfellkarzinose ist noch schwach vorhanden. Ich bin mir jedoch sicher, dass mein Körper auch dieses Thema noch erfolgreich meistern wird. Es mag komisch klingen, aber ich fühle mich so gut wie seit Jahren nicht mehr. Bin sehr energiegeladen und habe überhaupt keine typischen Erscheinungen von Tumorkranken. Dank Dr. Coy habe ich auch alle Chemotherapien sehr gut vertragen, und immer haben diese zu starkem Verfall von Tumorzellen geführt (wegen der ketogenen Ernährung und dem Drink von Dr. Coy, der dafür sorgt, dass die Tumorzellen angreifbar werden).
Ich weiß, dass ich mein Leben lang bestimmte Regeln einhalten muss. Bin sehr dankbar, dass ich all dieses Wissen erfahren durfte und so ganz wesentlich zur Bekämpfung meiner Krankheit aktiv beitragen konnte. Ein großes Dankeschön an Dr. Strunz und Dr. Coy (und Fr. Prof. Kämmerer).«

Was ist da passiert? Warum funktioniert das so gut? Beginnen wir bei den Mitochondrien, den Kraftwerken der Zellen. In vielen Krebszellen funktionieren die Mitochondrien nicht mehr. Eigentlich können sie aus Fettsäuren oder Kohlenhydraten ATP herstellen. Also pure Energie. Dazu brauchen sie Sauerstoff. Klappt im Normalfall gut.

Jede Zelle hat aber auch ein Notprogramm, so etwas wie einen Ersatzmotor, falls es mit den Mitochondrien oder dem Sauerstoff Probleme geben sollte. Dann stellen die Mitochondrien den Betrieb ein und die Zelle auf Gärung um, heißt in der Fachsprache Glykolyse.

Für Muskelzellen ist das Notprogramm eine gute Erfindung, denn unter großer Belastung wird mehr Sauerstoff verbraucht, als nachgeliefert werden kann – die Energieversorgung durch die Mitochondrien ist dann unterbrochen. Da die Zelle aber weiterhin Energie braucht, schaltet sie das Notprogramm ein. Sie erhält nun pro Glukosemolekül weniger ATP, aber dafür steht ihr die Energie fast 100 Mal schneller zur Verfügung. Als Nebenprodukt entsteht Laktat. Haben Sie bestimmt schon einmal gehört, wird in der Leistungsdiagnostik regelmäßig gemessen.

Zurück zu den Krebszellen. Da in solchen entarteten Zellen die Mitochondrien nur noch eingeschränkt funktionieren, schalten sie ebenfalls auf das Notprogramm um. Allerdings dauerhaft. Krebszellen brauchen daher viel mehr Glukose als gesunde Zellen, um ihren Energiebedarf zu decken. Und sie erzeugen jede Menge Laktat. Werden ihnen Kohlenhydrate verwehrt, haben sie keine Chance mehr, die Zelle stirbt. Krebs weg.

In gesunden Zellen sieht es anders aus: Hier können die Mitochondrien bei einem Kohlenhydratentzug auf die Verstoffwechslung von Fettsäuren umschalten. Sie haben weiterhin jede Menge Energie und leben weiter. Gut so.

Also heilt Kohlenhydratentzug den Krebs? Im Prinzip: Ja. Aber der Mensch ist komplex gebaut. Deshalb ist es nicht ganz so simpel. Der Körper kann nämlich trotz strikter Diät Glukose herstellen, weil er sie für die Schleimhäute braucht. Um den Zucker aus dem Körper zu vertreiben, reicht der Verzicht auf Brot und Nudeln also nicht aus. Sie müssen außerdem rennen. Dem Krebs davonrennen. Dabei verbrennen Sie die restlichen Kohlenhydrate. Und? Reicht das jetzt aus? Immer noch nicht: Zusätzlich braucht der Organismus jede Menge Vitalstoffe, Omega-3-Fettsäuren und so viele Antioxidantien wie nur möglich. Am besten das ganze Programm. Massiv.

Schon einmal von hoch dosierten Vitamin-C-Infusionen gehört? Wirkt. Phänomenal.

Eiweiß heilt

Es gibt ein ganz einfaches Rezept gegen die Nudelsucht: Eiweiß plus Bewegung. Eiweiß macht extrem satt. Bewegung wirkt gegen die innere Unruhe. Damit werden sogar die Entzugserscheinungen erträglich. Und es passiert noch etwas: Auf dem Weg der Heilung kommt es durchaus vor, dass allein durch den Nudel-gegen-Eiweiß-Tausch Krankheiten verschwinden. Sämtliche Krankheiten.

Über einen solchen Fall hat das Magazin *Der Spiegel* berichtet (6.10.2014). Porträtiert wurde in dem Artikel eine Dame, die eine für unsere Zeit ganz typische Liste von Krankheiten aufzählte, nämlich: Bluthochdruck, Diabetes, Arthrose in beiden Knien und Rückenschmerzen.

Gegen all diese Probleme bekam sie Tabletten, außerdem auch noch welche gegen ihre hohen Cholesterinwerte. Das waren neun Tabletten pro Tag. Plus Schmerzmittel. Plus Insulin. Davon lebt eine ganze Industrie. Davon leben die Apotheken. Und davon leben auch Ärzte. Jetzt schreibt der *Spiegel*, die junge Frau sei völlig gesund geworden. Habe alle Tabletten weggeworfen. Auch das Insulin. Auch die Schmerzmittel. Denn:

»Meine Erkrankungen sind alle weg.«

Innerhalb von sieben Monaten. Das könnte man Wunderheilung nennen. Wenn es nicht so banal wäre. Die Weg heißt schlicht und ergreifend: Eiweißpulver.

Die 111-Kilo-Dame hat nichts weiter getan, als drei Monate lang nur Eiweißshakes zu sich zu nehmen. Dann hat sie langsam begonnen, sich zu bewegen. Triathlon im Genusstempo. So hat sie innerhalb von sieben Monaten 34 Kilogramm abgespeckt. Ist außerdem fröhlicher geworden, offener, freundlicher. Und hat auf dem Weg nicht einmal gelitten! »Nie schlapp gefühlt«, gab sie zu Protokoll, obwohl doch die Sprecherin der Deutschen Krebsgesellschaft vor ketogener Kost deshalb warnt, weil man »kraftlos« werde.

Nun. Das traf hier nicht zu. Stattdessen ein Zugewinn an Kraft, an Gesundheit. Weg mit den Pillen, Schluss mit Schmerzmitteln und Insulin. Allein mit Eiweiß. Da könnte man doch auf die Idee kommen, einen Selbstversuch zu starten, oder? So geschehen bei folgendem jungen Mann:

»Okay, ich gebe es zu: Ich war ein Zweifler. Nur ein Satz im Buch war mir wichtig: ›Ich hab's ausprobiert.‹ Das habe ich dann auch gemacht. Ausgangslage: 41 Jahre alt, 97 Kilo schwer, Blutdruck ohne Medikament 150:100. Mit Medikament 125:80.
Die ersten drei Tage waren hart. Das erste Wiegen nach einer Woche nicht! Abnahme in einer Woche 4 Kilo. Ich war begeistert und habe gleich noch 1,5 Wochen drangehängt.
Die Situation heute: Immer noch 41 Jahre plus 2,5 Wochen, 87,5 Kilo, Blutdruck OHNE Medikament 120:80. Es funktioniert doch!!!
Allerdings bin ich auch schon ein wenig gelaufen und habe wöchentlich drei Mal mein Wing-Tsun-Training absolviert. Und wer es noch nicht glaubt: Ausprobieren! Nicht glauben – machen und messen!«

Bluthochdruck also. Eine Krankheit. Tatsächlich gefährlich. Wird reflexartig von praktisch jedem Arzt mit einer Tablette bekämpft. Dass dann zwar der Blutdruckwert sinkt, die Gefährdung aber nur um wenige Prozent abnimmt, das Ganze also im Allgemeinen sinnlos ist, wird normalerweise nicht erklärt.

Dabei ist es ganz einfach: Zu hoher Blutdruck verschwindet durch Fettabbau und Bewegung. Stimmt fast immer. Wieder einmal erzählt hier ein Patient (nicht ein Arzt), dass die Pharmamedizin, dass Kliniken bei diesem Thema fast immer überflüssig sind.

Übrigens steigert Eiweiß auch dann die Lebensqualität, wenn es Ihnen ohnehin schon gut geht. Ohne Übertreibung darf ich sagen, dass ich dem Eiweiß die glücklichsten Stunden meines Lebens verdanke. Auf Hawaii. Beim Ironman. Beim Ultraman. Da musste nämlich nicht nur der Körper (Muskeln, Blut, Knochen) stimmen, sondern auch die Hormone. Die Glückshormone. Die Antriebshormone. Alles Eiweiß.

Gilt auch für Kopfarbeiter, so treffend beschrieben von einem jungen Biologen, dass ich es hier ausführlich wiedergebe (Michalk *2014*): »Hebt man das Gesamteiweiß an, dann merke ich das daran, dass ich kreativer bin, ich mehr gute Ideen habe, ich fröhlicher bin im Kopf, und vor allem bleiben meine mentalen Ressourcen länger auf höherem Niveau erhalten … Und es ist klar: Je länger das Gehirn auf hohem Niveau arbeiten kann, umso mehr Arbeit kann ich verrichten.«

Die Herausforderung besteht nun darin, den Eiweißpegel tatsächlich komplett anzuheben. Was nicht so einfach ist. Zum einen gilt es, wirklich jede fehlende Aminosäure zu erwischen – was nur mit besten Eiweißprodukten gelingt. Beste Shakes gehören dazu, ganz gewöhnliche Hühnereier aus bester Herkunft (gemeint ist Bio!) ebenfalls. Zum anderen wirkt regelmäßige Zufuhr Wunder. Viele Portionen über den Tag verteilt verarbeitet der Körper besser zu purem Glück als ein einziges dickes Steak am Abend.

!

Macht Fleisch jetzt Krebs!?

»WHO meldet – Fleisch ist krebserregend«: Schlagzeile im Oktober 2015. Eine Ente: Denn das WHO-Ergebnis liest sich im Detail ganz anders. Das Darmkrebsrisiko steigt um 18 Prozent bei einem Verzehr von mehr als 50 Gramm Wurst täglich. Das absolute Darmkrebsriko steigt damit von 5 auf 6 Prozent. Also um einen einzigen Prozentpunkt. Wurst ist also doch nicht Asbest. Und noch etwas: In den 800 ausgewerteten Studien wurden weitere Risikofaktoren wie Übergewicht und Rauchen nicht berücksichtigt. So wurde der Zusammenhang ausgeblendet, dass Übergewichtige tendenziell mehr Wurst essen und eher Krebs bekommen. Aber nicht wegen der Wurst. Sondern wegen der Folgen des Übergewichts.

Fett: ja, bitte!

Über 50 Jahre galt in der Medizin der Glaubenssatz: weniger Fett, mehr Kohlenhydrate. Dieses in Deutschland sogar rechtlich gültige Rezept wurde von der DGE, auch der Deutschen Diabetes-Gesellschaft genauso wie von den amerikanischen Fachgesellschaften postuliert und zementiert. Heute wissen wir: Das war falsch. Nudeln machen dick und doof. Fett macht uns bei korrektem Lebensstil nichts aus. Wir brauchen es sogar.

Enormer Energiezuwachs

Geheimnisse haben immer einen praktischen Hintergrund. Irgendjemand hat etwas ausprobiert, entdeckt und gibt es weiter. Zum Beispiel per Mail an mich. Hier schreibt mir eine 55-jährige Sportlerin von einem Geheimnis namens *enormer Energiezuwachs.*

»Seit meinem letzten Besuch in Ihrer Praxis hat sich Erstaunliches getan. Natürlich habe ich Ihre Empfehlungen bei der Dosierung der NEM umgesetzt, und ich habe mit dem Triathlontraining für den Ironman begonnen.
Um zu vermeiden, dass ich bei dem Trainingsumfang von ca. 10 bis 12 Stunden pro Woche nicht zu sehr abnehme, habe ich versucht, meine Ernährung zu optimieren. Die Frage war – wie?
Die Erkenntnis: FETT ist die Lösung, und zwar nicht in homöopathischen Dosen. Ketogen ernährt hatte ich mich ja schon seit 2011. Also haben wir in unseren Eiweißshake Sahne oder Leinöl oder Coy-Öl gemischt. Das Resultat der Umstellung auf die fettreiche Variante waren statt

12 Prozent Körperfett nun 4,8 Prozent und eine Zunahme der Muskelmasse um 3 Kilogramm.
Fazit: Eiweiß plus Fettprogramm führt zu einer Reduktion des Körperfetts, zu einer Zunahme der Muskelmasse und zu enormem Energiezuwachs.«

Experten wie Prof. Kämmerer fordern immer viel, viel Fett. Zum Beispiel 80 Prozent Anteil an der täglichen Nahrungsmenge. Dann würde die Ketose leichter anspringen. Stimmt natürlich. Nur: Wer beschäftigt sich denn mit Ketose? Übergewichtige, die ihr Fett loswerden wollen. Die ihr Fett verbrennen wollen. Und tatsächlich: Ketose heißt maximale Fettverbrennung. Stimmt. Fragt sich nur: welches Fett? Wenn Ihre Nahrung 80 Prozent Fett enthält, dann wird dieses Fett verbrannt. Logisch. Und nicht der Bauchspeck.

Was also tun, wenn auf dem Weg der Heilung eine Gewichtsreduktion dringend notwendig ist? Die Antwort heißt: Mandeln. Machen satt, enthalten viel Fett, von dem aber nur wenig vom Körper aufgenommen werden kann. Weil es zu fest in den Mandelzellen steckt.

Der dritte Diamant

Sie brauchen keine Kohlenhydrate. Stattdessen Fett. Das sie im Idealfall komplett verbrennen. Vor allem Omega-3, das dritte Standbein genetisch korrekter Kost, der dritte Diamant neben Eiweiß und Vitaminen.

Omega-3 schiebt auf dem Weg der Heilung eine Menge Prozesse an: Verhindert so Krebs, verhindert Infarkt, rettet die Sehkraft, verlängert sogar das Leben.

Omega-3 verhindert Krebs

Bewiesen an der Universität San Francisco 2009. Präzise: Professor Witte hat dort 466 Männer mit aggressivem Prostatakrebs verglichen mit 478 Gesunden. Und fand heraus, dass die Männer mit dem höchsten Omega-3-Konsum 63 Prozent weniger bösartigen Prostatakrebs hatten verglichen mit den Männern mit dem geringsten Omega-3-Konsum.

Die Wirkung wird präzisiert: Es geht hier um ein Gen namens Cox-2. Ein Gen, das Entzündungen im Körper produziert und damit Krankheiten. Ganz generell. Entzündung heißt Krankheit. Man wusste, dass ein aktives Cox-2-Gen mit einem fünffach höheren Risiko für Prostatakrebs einhergeht. Und genau dieses Gen wird durch Omega-3 abgeschaltet. Genmedizin. Die neue Heilkunst.

Omega-3 verhindert Infarkt

Dass Omega-3 das Blut flüssiger macht und Herzinfarkte verhindert, ist keine ganz neue Erkenntnis. Die Inuit kannten lange keinen Herzinfarkt. Solche simplen, natürlichen Beweise glauben wir natürlich nicht. Wir glauben Studien. Also gut, anbei vier Studien. In denen an Zigtausenden Patienten bewiesen wird, dass Omega-3 den Herzinfarkt zwischen 26 und 50 Prozent verhindert – bereits bei niedriger, übrigens zu niedriger Omega-3-Dosis.

Omega-3

Probanden	Laufzeit der Studie		Risiko
27777	20 Jahre	Infarkt	– 34 %
44895	6 Jahre	Infarkt	– 26 %
1822	30 Jahre	Infarkt	– 48 %
11324	35 Jahre	Infarkt	– 50 %

Omega-3 rettet die Sehkraft

Die Nervenzellen in der Retina im Auge sind dem Sonnenlicht ständig ausgesetzt, das belastet die Zellen, das führt zu oxidativem Stress. Aber auch durch die ganz normale Nervenaktivität im Auge entstehen gefährliche Radikale. Derzeit gehen Wissenschaftler davon aus, dass diese hochaktiven Radikale den Stoffwechsel im Auge stören: Es entstehen Enzyme, die schlecht gebaut, genauer: die falsch gefaltet sind.

Mit denen kann die Zelle nichts anfangen. Sie werden einfach abgelagert, besonders häufig in der Region der Makula. Das ist der Bereich der Netzhaut, in dem die meisten farbempfindlichen Sinneszellen sitzen. In der Schule haben Sie vielleicht vom gelben Fleck gehört, genau das ist die Makula. Jedenfalls machen die falschen Proteine ihr zu schaffen, die Ansammlungen lassen die farbempfindlichen Sinneszellen entarten oder ganz absterben. Die Sehfähigkeit nimmt empfindlich ab, und da hilft nicht einmal eine Brille! Die Makuladegeneration ist eine der häufigsten Ursachen für das Erblinden im Alter.

In epidemiologischen Studien wurde der Zusammenhang zwischen

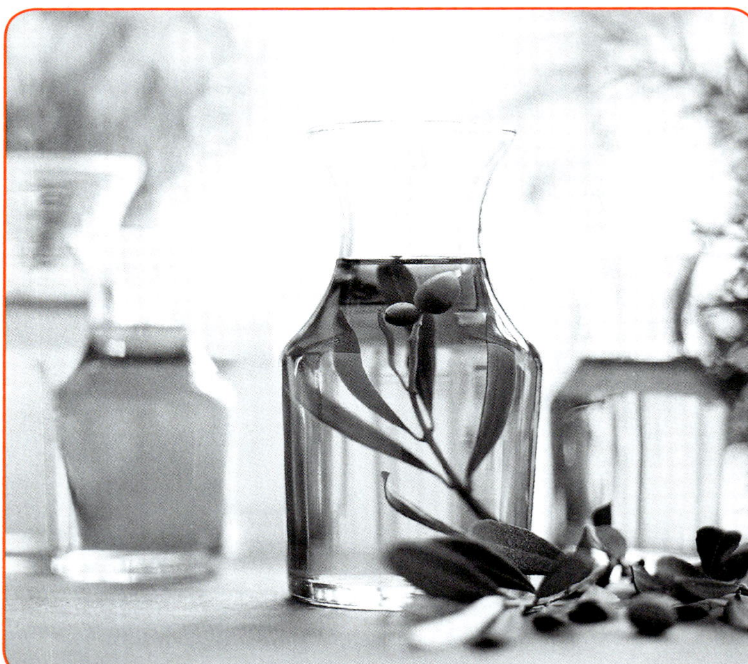

Pflanzenöle – vor allem Raps-, Leinsamen- und Walnussöl – enthalten besonders viel des lebensverlängernden Omega-3.

der Einnahme von marinen Omega-3-Fettsäuren und der Degeneration der Nervenzellen im Auge untersucht. Ergebnis: Je besser eine Person mit Omega-3-Fettsäuren versorgt war, besonders mit den DHA, den Docosahexaensäuren, je fitter waren ihre farbempfindlichen Sinneszellen. Die Zellen konnten sich wieder gegen falsche Proteine wehren und zerlegten sie in ihre Bestandteile.

Weiterhin ist wahrscheinlich die antioxidative Wirkung von DHA von Bedeutung. Sie macht nicht nur selbst Radikale unschädlich, die Fettsäure kann sogar andere Antioxidantien, wie das Coenzym Q10, Glutathion, Vitamin C und Vitamin E, nach getaner Arbeit regenerieren. Daraufhin können diese Stoffe ein weiteres Radikal unschädlich machen. Die Fettsäure fördert zudem die Synthese von Glutathion, einem der wichtigsten Antioxidantien in der Zelle überhaupt. Wahrscheinlich führt verringerter oxidativer Stress auch zu weniger falschen Enzymen.

Im Detail sind diese Prozesse noch nicht verstanden. Aber eines ist sicher: Marine Omega-3-Fettsäuren, besonders DHA, schützen die Nervenzellen in Ihren Augen, auch schon in jungen Jahren (Johansson 2015).

Omega-3 verlängert das Leben

Im Januar 2010 lesen wir in der *JAMA,* dass Sie je nach Omega-3-Dosis Ihr Leben um mindestens 10 Prozent verlängern können. Eine höchst aufwendige, sehr komplizierte biochemische Studie. Mit eindeutigem Ergebnis.

Was mich immer so amüsiert: Bei niedrigen Omega-3-Dosen gemacht. Also bei ½ bis 1 Gramm. Wir messen – messen! – natürlich den Omega-3-Spiegel in Ihrem Blut. Genauer in der Wand Ihrer roten Blutkörperchen. Diese Messung wird in einem einzigartigen Speziallabor in Deutschland, in München, durchgeführt. Und wir wissen daher, dass die richtige Omega-3-Dosis höher liegt. Eher bei 2, 3, 4 bis 6 Gramm.

Wie viel sich dann, bei höherer, bei richtiger Dosis Ihr Leben verlängert, ist noch nicht untersucht worden. Aber lassen Sie mich festhalten: Omega-3 verlängert Ihr Leben um mindestens 10 Prozent. Bekannt seit dem Jahre 2010.

Vitamine sind Leben

Lange völlig untergegangen im medizinischen Wissen waren die Beobachtungen von Dr. Cathcart, dass Aidskranke allein mit genügend Vitamin C sehr lang leben können. Allein mit einem Vitamin! Wenn das so ist, dann liegt es nahe, dass dieses Prinzip auch für andere Viruserkrankungen gilt. Oder für andere Vitamine. Nehmen wir deshalb jetzt die Vitamine C, D und E unter die Lupe.

Tatsächlich beruht Krankheit auf einer Entzündung. Genauer gesagt: Jede Krankheit beruht auf einem Ungleichgewicht zwischen freien Radikalen und Antioxidantien. Was heißt, dass man jede Krankheit letztendlich an Elektronen festmachen kann. Und was konsequent weitergedacht auch heißt, dass etwas Erstaunliches passieren müsste, wenn man einem kranken Körper ununterbrochen genügend Antioxidantien zur Verfügung stellen würde. Also nicht nur ab und zu ein Häppchen Salat, ein bisschen Gemüse oder eine Kapsel. Sondern ununterbrochen, im sogenannten

Dynamic flow.

Was wäre dann? Nun: Falls unsere Annahmen stimmen, wäre der Körper zwangsläufig auf dem Weg der Heilung. Weil freie Radikale permanent abgefangen würden. Genau das haben wir vor 30 Jahren bei Aidskranken bereits erlebt.

Wunderwaffe Vitamin C

Logische nächste Frage: Wie kommt der Körper zu ununterbrochen genügend Antioxidantien? In der Sprache der Chemiker: Wie bekommt er genügend Elektronen, die abgegeben werden können?

Einfache Antwort: Indem man das Blut durchflutet mit einem der stärksten Elektronenspender, den uns die Natur bietet. Ununterbrochen. In hohen Dosen. Und zwar – wieder eine neue Idee – nicht in den Mengen, die wir Menschen uns ausdenken. Sondern in der Dosis, die der Körper braucht. Der Körper hat eine eigene Sprache. Der sagt uns, wie viel Elektronen, wie viel Antioxidantien, wie viel Gegenmittel gegen den Schaden er wirklich braucht.

Unser bester Elektronenspender, unser stärkstes Gegenmittel gegen den Krankheitsprozess heißt schlicht und ergreifend Vitamin C. In einer Dosis, die der Körper gerade noch verträgt, ohne mit dem typischen Durchfall bei Überdosis zu reagieren. Eine praktikable Gebrauchsanleitung wäre, jeweils bis zur »Durchfallgrenze« zu dosieren, und zwar zum Beispiel mit acht Gramm Vitamin C alle 20 Minuten für vier Stunden, dann kleinere Mengen alle vier Stunden. Oder zwei Gramm Vitamin C alle sechs Minuten bei schweren Erkrankungen wie beispielsweise Lungenentzündung, danach dann längere Pausen zwischen den Einnahmen.

Damit wird ein stetiger, dynamischer Durchfluss des Körpers mit einem Elektronendonator, einem Antioxidans erreicht. Warum eigentlich »Durchfluss«? Weil der Körper gleichzeitig beginnt, Vitamin C über die Nieren auszuscheiden.

Genau das passiert im Körper vieler Säugetiere. Dort wird Vitamin C in jeder Sekunde produziert und wieder ausgeschieden. Umgerechnet auf 70 Kilo Mensch und je nach Stresslevel (auch Krankheit ist Stress) zwischen 5 und 100 Gramm täglich.

Aus anderen Disziplinen kennen wir das: Wissenschaftler schauen sich Federkleider von Vögeln an, um strömungsoptimierte Oberflächen für Flugzeuge zu entwickeln. Betrachten Bienenwaben, um federleichte Dachstrukturen zu konstruieren. So etwas gibt es auch in der Medizin. Da schauten sich Dr. Hickey und Dr. Saul den Vitamin-C-Durchfluss bei Tieren an. Nachzulesen in *Vitamin C: The Real Story* (2008).

In vielen Fällen hilft eine orale Einnahme von Vitamin C übrigens nicht – und auch dann nicht, wenn mit sehr hohen Dosen gearbeitet wird. Was dann? Dann kommt eine sehr alte und sehr effektive Methode zum Einsatz: die Infusion. Die wahre Wunder wirken kann:

»Bei 45 Gramm gingen meine Bronchien auf, und ich hatte zum ersten Mal seit Jahren das Gefühl, ich hole endlich mal Luft. Ich hab wohl die letzten Jahre nicht geatmet. Und die Augen, die vom Asthmaanfall geschwollen waren, sind schon wieder ganz normal. Nächste Woche gehen wir auf 60 Gramm!«

Das nenne ich persönliche Erfahrung. Wer die verblüffende Wirkung von Vitamin C je am eigenen Leibe erlebt hat, der wird sich nie wieder herablassend über dieses so einfache, ja geradezu billige Mittel äußern.

Lange Zeit hat sich die Forschung auf die allergischen Reaktionen konzentriert. Glücklicherweise schaut man heute weiter, versteht das Immunsystem besser und findet neue Zusammenhänge. So suchen Wissenschaftler der University of California San Francisco, der Harvard Medical School und der University of Pittsburgh mittlerweile sogar im Darm nach möglichen Ursachen – und wurden fündig!

Die Zusammenhänge sehen so aus: Die Bakterien, die nach der Geburt in den Darm einwandern, sind offenbar der größte Stimulator für das Immunsystem. Je nach der Besiedelung des Darms mit Mikroben entwickelt sich das Immunsystem unterschiedlich. Wird dieser Prozess gestört, kann das lebenslange Auswirkungen auf das Immunsystem haben und damit auch eine Ursache für Asthma sein.

Wie wandern nun die Bakterien in den Darm eines Neugeborenen ein? Das passiert während einer »normalen« Geburt, wenn ein Baby mit den Bakterien in Kontakt kommt, die in den Körperflüssigkeiten der Mutter enthalten sind – bei Kaiserschnittgeburten bleibt dieser Austausch aus. Außerdem passiert es während des Stillens – bei Flaschenkindern bleibt auch der Austausch an dieser Stelle aus. (Gut Microbiota, Probiotics, and Vitamin D: Interrelated Exposures Influencing Allergy, Asthma, and Obesity? http://www.ncbi.nlm.nih.gov/pmc/articles/PMC3085575/)

Asthmatiker leiden sehr häufig an einer Dysbakterie. Das heißt: Das Darmmilieu ist gestört. Es ist für die gesunden Darmbakterien zu sauer, ungesunde Fäulnisbakterien fühlen sich hingegen wohl und vermehren sich eifrig. Aus der Dysbakterie kann sich das Leaky-Gut-Syndrom (leckender Darm) entwickeln. Die Darmschleimhaut wird dabei für Stoffe durchlässig, die sie normalerweise zurückhalten soll. Unverdaute Nahrungspartikel, giftige Stoffe und Stoffwechselabfälle gelangen so in die Blutbahn, wo sich das Immunsystem mit aller Kraft wehrt – völlig überfordert wird und dann in die Knie geht. Typischerweise entwickeln Betroffene eine erhöhte Immunsensitivität. Asthmatiker sind sehr häufig davon betroffen. Genau deshalb helfen Vitamin C, außerdem Vitamin E und Zink.

Vitamin C ist der Booster für das Immunsystem.

Zusammen mit Vitamin E wirkt es besonders gut. Denn dieses Vitamin recycelt Vitamin C. Einmal gebraucht, wird es dann nicht als Abbauprodukt entsorgt, sondern kann erneut in Aktion treten.

Zink wirkt in Kooperation mit Vitamin C extrem effektiv. Bislang hat die Forschung seine Beteiligung an 200 Stoffwechselabläufen nachgewiesen. Zink spielt eine entscheidende Rolle im Immunsystem. Der Grund: Das Immunsystem braucht kontinuierlich neue Zellen. Für jede Zelle wird eine komplette Kopie der DNA benötigt – die nur mithilfe von Zink gelingt. Zink macht also fit, Zinkmangel führt zu Entzündungen und oft auch zu einem gestörten Säure-Basen-Haushalt.

Mit Vitamin D zur Heilung

Neben Vitamin C ist Vitamin D ein entscheidender Faktor auf dem Weg zur Heilung. Auch Vitamin D bringt das Immunsystem auf Trab. Es unterstützt die Aktivierung und die Reaktionen der Immunzellen. Eine gute Versorgung mit Vitamin D führt zum Beispiel in den Epithelzellen der Atemwege zu einer vermehrten Bildung von Makrophagen – also Riesenfresszellen des Immunsystems, die sich unter anderem in Schleimhäuten niederlassen und im Wortessinne alles fressen, das nicht in den Körper gehört. Weil Makrophagen auch die Stoffe beseitigen, die Asthma auslösen können, profitieren insbesondere Asthmatiker von Vitamin D.

Studien belegen es: Einen Zusammenhang zwischen einer niedrigen Vitamin-D-Konzentration im Blut und einem erhöhten Asthmarisiko fand man in einer großen Querschnittsstudie in den USA, an der 19 000 Kinder, die zwölf Jahre oder älter waren, teilnahmen. (Gut Microbiota, Probiotics, and Vitamin D: Interrelated Exposures Influencing Allergy, Asthma, and Obesity? http://www.ncbi.nlm.nih.gov/pmc/articles/PMC3085575/)

In einer Studie an Mäusen konnte gezeigt werden, dass die Versorgung mit Vitamin D außerdem beeinflusst, wie das Immunsystem auf Mikroben im Darm reagiert, die normalerweise unschädlich sind. Bei einer mangelhaften Versorgung mit Vitamin D zeigten die Mäuse chronische Darmentzündungen. Zusätzlich kam es zu einer Reduktion der T-Zellen im Darm, die für das Immunsystem eine wichtige Rolle spielen.

Vitamin D gegen Autoimmunkrankheiten

Vitamin D spielt also eine wichtige Rolle für die Darmgesundheit, und diese ist wiederum wichtig für ein gutes Immunsystem. Andersherum gilt es natürlich genauso, ein gutes Immunsystem zeigt sich in Form eines gesunden Darms. Vitamin D wirkt auf beides – Darm und Immunsystem – äußerst positiv.

Und kann noch mehr. Zu beobachten an einer jungen Dame in meiner Praxis, die schon seit 20 Jahren unter Rheuma leidet. Die mit Cortison behandelt wird und zudem mit nichtsteroidalen Antirheumatika (kurz NSAR), die Studien zufolge das Risiko für Herzinfarkt, Herzschwäche und schwere Probleme im Magen-Darm-Trakt stark erhöhen. Zusätzlich auch noch mit Metothrexat, einem Chemotherapeutikum. Hilft ja tatsächlich.

Diese Patientin wusste um die wundersame Wirkung von Vitamin D bei Autoimmunkrankheiten. Rheuma ist eine solche. Beim Arzt aber erlebte sie Folgendes:

»Erst rät mir mein Arzt, den Vitamin-D-Spiegel (48,8 ng/mol) trotz erheblicher Schmerzen an den Sehnen zu senken. Schließlich gäbe es Studien, die zeigten, dass höhere Werte zur Erhöhung der Sterblichkeit führten. Nachdem ich nun meinen Vitamin-D-Spiegel mit Ihrer Hilfe auf 63 ng/mol angehoben habe und meine rheumatischen Beschwerden verschwunden (Juchhu!) und meine Kalziumwerte okay sind, soll ich erneut die Werte senken. Diesmal hat es mir fast die Sprache verschlagen: Soll ich die Zufuhr des Vitamins D senken, bis wieder Schmerzen auftreten? Antwort des Arztes: Ja, bis 40 ng/mol.«

Sie sind zahlreich, die Hausärzte, die ganz reale, außerordentlich positive Erfahrungen mit Vitamin D nicht sehen wollen. Weil diese Erfahrungen dem Wissen entgegenstehen, das sie sich mühevoll auf der Universität angeeignet haben. Damals. Heute wissen wir mehr. Dr. Bruns, Krebsforscher an der Uni Erlangen, hat zum Beispiel festgestellt:

»Vitamin D liefert den von Krebszellen eingekesselten körpereigenen Fresszellen die Munition, um den Tumor wirkungsvoll von innen heraus auszuschalten.«

Auszuschalten. Sagt er. Ausschalten heißt töten. Abtöten. Den Krebs vernichten. Nicht das Vitamin D tut dies, sondern die körpereigenen Fresszellen. Gefällt mir sehr, dieser Gedanke. Jede Heilung ist, wie Sie genau wissen, Selbstheilung. Wenn's Ihr Körper nicht tut – die Pharmaindustrie tut's mit Sicherheit nicht.

Bereits vor Jahren wiesen Experten nach, dass niedrige Vitamin-D-Spiegel die Wirksamkeit von Antikörperbehandlungen (Standardtherapie neben Chemotherapie) abschwächten. Mehr Vitamin D sollte diese

Wirkung also verstärken. Geforscht wurde beim Lymphdrüsenkrebs. Dabei sind Zellen des Immunsystems entartet. In den Tumoren allerdings findet der Forscher noch eine Vielzahl von gesunden Fresszellen, die von den Krebszellen leider »stumm gestellt« werden. Vitamin D lässt diese körpereigenen Fresszellen wieder aufwachen. Dann erst können sie ihre eigentliche Hauptaufgabe erfüllen: die aggressiven Krebszellen vernichten.

Vitamin E gegen Krebs

Vitamin D steht nicht alleine da im Kampf gegen den Krebs. Vitamin E kann das auch. Und hier habe ich etwas Wundervolles anzubieten: Im *J Nat Canc Inst* 2009 haben wir mit offenem Munde zur Kenntnis genommen, dass man mit Selen plus Vitamin E Krebsgene stumm stellen kann.

Bewiesen an Patienten mit Prostatakrebs. Denen man per Biopsie Krebsgewebe entnommen hat. Und Genanalysen gemacht hat. Und siehe da: Nach Gabe von 400 I.E. Vitamin E und 200 Mikrogramm Selen pro Tag hat man nach drei bis sechs Wochen in den dann entnommenen Gewebeproben ein völlig anderes Genmuster gefunden. Ein gesundes Muster.

Zu diesem Thema liegen Hunderte Studien vor. Vier davon habe ich hier aufgeschrieben. Nur, um klarzumachen, dass bereits Millionen Patienten mit Vitamin E behandelt wurden und dass bei Millionen Patienten Krebs verhindert wurde.

Nach Gabe von 75–300 I.E. Vitamin E pro Tag

Teilnehmer	Krebsart	Effekt in Prozent
35 215	Dickdarm	– 68 Prozent
39 910	Prostata	– 56 Prozent
991 522	Blasen	– 40 Prozent
21 133	Prostata	– 32 Prozent

Heißt konkret: Die regelmäßige Einnahme von Vitamin-E-Kapseln kann das Prostatakarzinom verhindern.

Übrigens auch den Herzinfarkt. Bereits 1993 verkündete die Harvard-Universität, dass sich das Herzinfarktrisiko mit 300 I.E. Vitamin E um 41 Prozent senken lässt. Bewiesen an 87 000 Krankenschwestern, 40 000 Ärzten. Wenn das kein Beweis ist. Zwei Jahre später wurde in Cambridge gezeigt, dass man bei Herzinfarktpatienten die Rückfallquote um 75 Prozent verringern konnte durch 600 I.E. Vitamin E. Gezeigt an 2200 Patienten. Also bewiesen.

Die Vitamine C, D und E haben ganz erstaunliche, längst bewiesene, in Deutschland aber praktisch unbekannte Wirkungen – auf praktisch jedes Leiden. Das Gleiche gilt selbstverständlich für alle anderen Vitamine, die wir hier nicht im Einzelnen unter die Lupe nehmen können. Vitamine haben eine enorme Heilwirkung. Mehr Informationen zu diesem Thema im 2013 publizierten Buch *Vitamine: Aus der Natur oder als Nahrungsergänzung – wie sie wirken, warum sie helfen.*

Kleine Spuren, große Wirkung

Spurenelemente, das sind einzelne Atome – also keine Molekülketten, wie das bei den Aminosäuren der Fall ist, sondern ganz einfache, einzelne Atome. Kleinste Mengen von Spurenelementen reichen dem Körper schon aus, um in Richtung Heilung umzusteuern: Weniger als 50 Milligramm pro Kilogramm Körpergewicht machen bereits einen Unterschied. Essenziell für den menschlichen Körper und damit auch für die Heilung sind folgende Elemente:

- Chrom
- Eisen
- Jod
- Kobalt
- Kupfer
- Lithium
- Mangan
- Molybdän
- Selen
- Zink

Daneben ist der Körper auf Mengenelemente angewiesen. Das sind ebenfalls einzelne Atome, die aber mit einer Konzentration von mehr als 50 Milligramm pro Kilogramm Körpergewicht zu Buche schlagen. Dazu zählen:

- Kalzium
- Magnesium
- Kalium
- Natrium

Zu so gut wie jedem dieser Stoffe finden Sie Geschichten der Heilung im Forum und in den News unter www.strunz.com. Hier möchte ich mich konzentrieren auf vier Stoffe, mit denen sich erfahrungsgemäß besonders durchschlagende Heilungserfolge erzielen lassen: Selen, Magnesium, Zink und Lithium. Mit ihnen können auch die meisten Prozesse der Selbstheilung angestoßen und beschleunigt werden.

Schutzschild Selen

Selen verhindert Krebs. Für mich übrigens die wirksamste und stärkste Einzelsubstanz, die der Mensch einnehmen kann. Auch hier nur eine kurze Auflistung von einigen Studien. Links die Zahl der Studienteilnehmer, rechts der Schutz vor Krebs in Prozent ausgedrückt. Beeindruckende Zahlen, finde ich.

Molekularmedizinisch wirksame Gabe von Selen

Teilnehmer	Krebsart	Effekt in Prozent
33 737	Prostata	– 70 Prozent
9101	Lunge	– 60 Prozent
130 000	Magen	– 40 Prozent
1312	Prostata	– 63 Prozent

Selen – das gestehe ich gerne ein – ist mein Lieblingselement, wenn es um den Schutz vor Krebs geht. Wir wissen aus unzähligen Studien renommierter Wissenschaftler, dass ein Blutwert von etwa 135 µg/l und darüber effektiv vor Krebs schützt. Leider haben wir hier in Deutschland in der Regel einen Pegel von 70 bis 80 µg/l im Blut. Hoch im Norden, an der Küste, vielleicht einmal 100. Aber sicher nie mehr. Krebsschutz beginnt, wie gesagt, bei Werten über 135 µg/l. Die WHO empfiehlt 150 bis 200 µg/l. In den USA liegt der Mittelwert übrigens bei 160, in Kanada bei 190, in Südamerika sogar bei 240.

Selenmangel in Deutschland

In Deutschland herrscht in Sachen Selen absoluter Mangel. Wir haben Selen schlicht und ergreifend nicht im Boden. Daher können wir auch nicht von dem Effekt profitieren, der sich in anderen Teilen der Erde leicht ablesen lässt: Je höher der Selenspiegel im Blut, desto geringer die Sterblichkeit. Wussten Sie schon, dass Paranüsse sehr viel Selen enthalten?

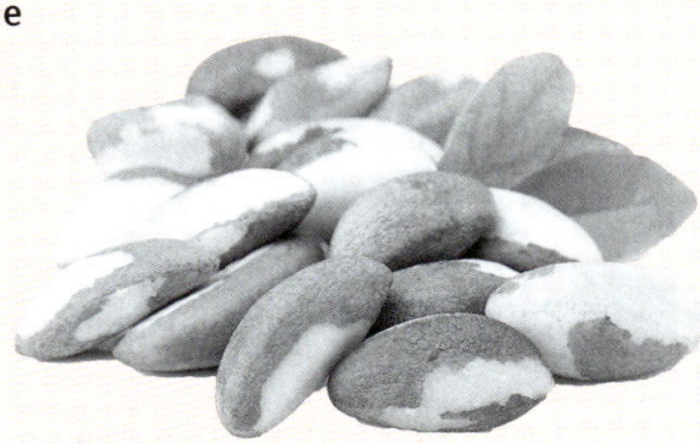

Sowohl die Erfahrung als auch Studien zeigen übrigens, dass Selen (200 µg/Tag) auch Asthma heilen kann, vor allem in Kombination mit Magnesium (300–600 mg/Tag). Diese Mineralstoffe reduzieren die Häufigkeit der Anfälle und verbessern die Lungenfunktion. Asthmatiker leiden häufig unter einem Mangel an beiden Stoffen.

Magnesium entspannt

Verkrampfte Bronchien, Krämpfe in den Waden, taube Finger und Zehen – Symptome wie diese können mit Magnesium wunderbar geheilt werden. Denn Magnesium entspannt.

Wenn bei Kälte plötzlich Finger und Zehen ganz taub und weiß werden, ist das für die Betroffenen höchst beunruhigend. Was passiert da? Stirbt da etwas ab? Zum Glück nicht. Es handelt sich um das unangenehme, aber recht harmlose *Raynaud-Syndrom.* Als Schulmediziner war ich da ziemlich hilflos. Betablocker fielen mir ein. Inzwischen weiß ich's besser. Und fühle mich bestätigt durch folgende Mail: »Neulich wurde mir bewusst, dass das Syndrom bei mir seit längerer Zeit restlos verschwunden ist.« Warum? Da hat jemand seine Blutwerte konsequent verbessert. Hat insbesondere den Magnesium- und den Argininspiegel angehoben.

Magnesium also. Was steckt eigentlich hinter dem Effekt von Magnesium? Es ist die dünne Schicht glatter Muskulatur, die unsere Blutgefäße umgibt, Gefäßmuskulatur genannt. Die Kontraktion dieser Muskeln lässt sich nicht willentlich steuern. Sie lässt sich aber beeinflussen durch Magnesium und die Aminosäure L-Arginin.

Dass Magnesium bei Muskelkrämpfen hilft, ist heute Alltagswissen. Ein zusammengezogener Muskel braucht das Mineral als Co-Faktor, um sich wieder entspannen zu können. Genauso wirkt Magnesium auch auf die Gefäßmuskulatur.

Magnesium gegen Bluthochdruck

Im Zusammenhang mit Arginin passiert Folgendes: Die Aminosäure L-Arginin enthält mehrere Stickstoff- und Sauerstoffatome. Kommt Arginin mit einem O_2-Molekül und dem Enzym Stickoxidsynthetase in Verbindung, dann bildet sich NO, Stickstoffmonoxid. Dieser Stoff wirkt wiederum entspannend auf die Gefäßmuskulatur und wird daher in der medizinischen Fachsprache auch als *endothelium-derived relaxing factor* oder abgekürzt als EDRF bezeichnet.

Das ist der Grund, warum Magnesium und Arginin dabei helfen, den Blutdruck zu senken. Angespannte Gefäße sind verengt. Die Blutmenge, die durch sie hindurchfließen muss, bleibt aber gleich. Deshalb muss das Blut schneller fließen. Je enger das Gefäß und je schneller das Tempo des durchfließenden Blutes, desto höher ist der Innendruck. Sobald sich aber mithilfe von Magnesium und L-Arginin die Blutgefäße entspannen und weiten, desto mehr Platz hat das Blut, desto langsamer kann es fließen – und der Blutdruck sinkt.

Logisch: Arginin und Magnesium heilen.

Übrigens auch Migräne, wie im Forum zu lesen ist (1.8.2015). Hier hat eine Dame das Büchlein *Wunder der Heilung* entdeckt und sich selbst Magnesium verschrieben.

»Vor der Magnesiumeinnahme und der Ernährungsumstellung hatte ich bis zu 15 (!!) Migräneanfälle pro Monat und war auf nebenwirkungsreiche Medikamente angewiesen, weil ich die Schmerzen und die Übelkeit nicht ertragen konnte. Durch die Nahrungsumstellung und die Magnesiumeinnahme ist die Migräne fast völlig verschwunden! Ich kann kaum beschreiben, welche Erleichterung das für mich darstellt! Vielen Dank, Herr Dr. Strunz!
Anmerkung: Es ist mir ein Rätsel, warum mir all die Jahre des Leidens durch Migräne nie ein Schulmediziner geraten hat, mal meinen Magnesiumspiegel zu prüfen und einen Mangel eventuell zu ergänzen. Da belastet man den Patienten lieber mit Medikamenten, die das Schlaganfallrisiko erhöhen …«

Zink kann fast alles

Neben Selen und Magnesium in Kooperation mit Arginin ist Zink für mich das dritte Element, das Erstaunliches auf dem Weg zur Heilung bewirkt. Ich darf Ihnen das an folgendem Fall illustrieren: Da litt ein kleiner Kerl unter Pickeln. Zuerst nur um die Nase herum. Nichts half dagegen. Keiner wusste einen Rat. Im Laufe der Jahre kamen immer mehr Pickel. In der Schule fielen dann Bemerkungen. Auf dem Schulhof. Wie Kinder halt so sind. Nach einer Odyssee von Arzt zu Arzt, nach endlosen Versuchen mit Salben und Tinkturen dann die große Blutanalyse. Einige Empfehlungen. Und dann das Ergebnis: Zuerst immerhin keine neuen Pickel mehr. Dann, schreiben die Eltern, »hat man gesehen, wie die Stellen immer kleiner wurden und die Haut sich von innen her geheilt hat«.

Was ich empfohlen habe? Nicht zuletzt Zink. Denn Zink ist essenziell für die Entwicklung gesunder Hautzellen. In einigen Studien konnte ein Zusammenhang zwischen niedrigen Zinkwerten im Blutserum und Akne festgestellt werden. Zink ist auch in der Synthese von Sexualhormonen beteiligt. Weniger Zink im Serum führt zu einer vermehrten Androgenproduktion. Diese Sexualhormone beeinflussen die Aktivität der Talgdrüsen, was wiederum mit der Entstehung von Akne in Verbindung gebracht wird.

In anderen Studien wurde bei Aknepatienten außerdem eine erhöhte Genaktivität in Bezug auf die Herstellung eines Rezeptors im Immunsystem (TLR2) festgestellt. Offenbar spielt dieser Rezeptor eine entscheidende Rolle bei den entzündlichen Hautveränderungen. Momentan gehen Wissenschaftler davon aus, dass Zink diese spezielle Genaktivität vermindert, damit werden weniger Rezeptoren gebildet, und die Entzündungen gehen zurück.

Eine weitere Erklärung setzt beim Thema Mikroorganismen an. Die Haut von Aknepatienten zeigt häufig die Besiedelung mit einer ganz bestimmten Untergruppe einer Mikrobe (*Propionibacterium acnes Typ IA*), die im Verdacht steht, die entzündlichen Reaktionen mit hervorzurufen. Zink hemmt das Wachstum dieses winzigen Mitbewohners auf der Haut und aktiviert gleichzeitig die natürlichen Killerzellen des Immunsystems, die in der Lage sind, die schädlichen Mikroben komplett in sich aufzunehmen und zu zerstören.

Pickel – das klingt immer so banal. Doch jeder Betroffene weiß, wie groß das damit verbundene Leid ist. Ich nehme das als Arzt sehr ernst. Und setze auf Zink. Denn jeder Pickel ist eine Entzündung, da muss das Immunsystem ran. Und das wird viel stärker mit Zink. Wenn es dann zusätzlich noch mit den Vitaminen C und E gestützt wird, arbeitet es noch effektiver (Mogaddam 2014).

Ausgerechnet Lithium

Lithium wird seit fast 60 Jahren in der Therapie von Depression und bipolaren Störungen eingesetzt. Warum es wirkt, ist noch nicht komplett klar. Nur so viel: Patienten mit einer bipolaren Störung haben eine geringere Dichte an Nervenzellen im Gehirn und insgesamt weniger graue

Substanz. Wahrscheinlich hängt dieser Schwund mit der verringerten Aktivität eines bestimmten Gens zusammen.

Lithium hingegen lässt diese spezielle Genaktivität wieder steigen. Mit zweierlei Folgen: Das Absterben von weiteren Nervenzellen wird aufgehalten, und es bilden sich neue Nervenzellen. Der Fachmann spricht von neuroprotektiven und neurotrophischen Effekten des Lithiums. Das sind zwei sehr komplexe Vorgänge, die zahlreiche Signalwege beinhalten, die an vielen Stellen von Lithium beeinflusst werden.

Lithium ist wahrscheinlich auch ein Genschalter im zentralen Nervensystem. Es schaltet die Gene ein, die für das Zellwachstum nötig sind, und die Gene aus, die den programmierten Zelltod herbeiführen.

Aber das ist noch nicht alles. Lithium hat außerdem Einfluss auf die Rezeptoren, an die sich die Neurotransmitter binden, wenn Signale von einer Nervenzelle zur nächsten übertragen werden. Innerhalb der Nervenzellen spielen sie in vielen Signalwegen eine Rolle und haben damit Einfluss auf die Herstellung von Hormonen, auf den Biorhythmus und auf den Ionentransport. Weiterhin schaltet Lithium Gene an, nach deren Vorlagen Stoffe gebildet werden, die stimmungsstabilisierend wirken.

Lithium also. Bekommen Sie übrigens im gut sortierten Getränkemarkt. Stichwort »Heppinger«.

Durchs Nadelöhr laufen

Das enge Nadelöhr zur Heilung, das im Prinzip ganz schlichte Tor, das jeder auf dem Weg zur Heilung durchschreiten muss, heißt: Bewegung. Tägliche Bewegung. Mindestens 30 Minuten. Als ich begonnen habe, dieses sehr einfache Rezept zu verkünden, hat man den Kopf geschüttelt. Jeder stolze Sportwissenschaftler hat selbstverständlich gewusst, dass zwei bis drei Trainingseinheiten in der Woche völlig ausreichen. Nun: Heute proklamiert selbst das amerikanische Gesundheitsministerium, dass Bewegung täglich stattfinden sollte. Jeden Tag. Und zwar nicht nur 30 Minuten, sondern 60 Minuten, besser sogar 90 Minuten. Auch bei Regen, sage ich, gerade dann. Auch bei schlechter Laune. Hilft nämlich sofort gegen solche.

Werfen wir jetzt einen Blick auf das, was Bewegung mit unseren Genen anstellt, auf den Zusammenhang zwischen Genen und Gewicht, auf Laufen als Lebensverlängerer, Herzschrittmacher, Anti-Krebs-Mittel, Gelenkeheiler, Gute-Laune-Lieferant und Jungbrunnen.

Genschalter Bewegung

Bewegung also. Wirkt erstaunlich vielfältig. Heilt nicht nur. Verhindert auch zuverlässig Krankheiten. Schaltet Gene um. Eine längere Geschichte.

In den 1990er-Jahren wurde ein neuer Genschalter gefunden, heißt MicroRNA oder miRNA. Das Forschungsfeld ist jung, die meisten wissenschaftlichen Veröffentlichungen sind nicht älter als fünf Jahre. Bislang hat man aber schon 2500 unterschiedliche Schalter gefunden. Ca. 600 werden mit der Regulation des Immunsystems in Zusammenhang gebracht. Wie miRNA das genau macht, ist noch nicht bekannt.

Man weiß aber Folgendes: Die miRNAs kontrollieren die Entwicklung der T-Helferzellen zu den spezialisierten Formen Th1, Th2 und Th17 sowie den Pool an undifferenzierten Zellen. Dr. Dan Cooper von der University of California, Irvine, und seine Mitarbeiter haben festgestellt, dass sich nach intensivem 30-minütigem Sport die Zusammensetzung der miRNAs, die das Immunsystem regulieren, verändert. Einige sind dann häufiger vorhanden als zuvor, andere weniger häufig. Daraufhin werden bestimmte Zellen für das Immunsystem häufiger oder schneller gebildet. Und andere Enzyme, die mit Entzündungsreaktionen einhergehen, werden dagegen plötzlich weniger häufig gebaut (Makarova 2014).

Mit diesem Wissen wird die positive Wirkung, die Bewegung bei fast allen Krankheiten zeigt, auf molekularbiologischer Ebene nachvollziehbar. Bewegung wirkt an der Basis, an den Genen. Und dabei ist es ganz gleichgültig, ob es um eine Grippeinfektion geht oder um Krebs oder um Diabetes. Sport in der richtigen Dosis heilt.

Auch Gewicht ist ein Genschalter

Bewegung kurbelt die Selbstheilungskräfte massiv an – und zwar bei Normalgewicht wie auch bei Übergewicht. Das hat man an Mäusen getestet. Eine Gruppe dieser bedauernswerten Mäuse wurde überfüttert bis zum massiven Übergewicht. Die andere Gruppe durfte schlank bleiben.

Dann wurden alle Mäuse acht Wochen lang mehrmals täglich ins Laufrad geschickt. Um danach mit einem Grippevirus infiziert zu werden. Das Ergebnis ist in mehrfacher Hinsicht interessant (Warren 2015):

- Die dicken trainierten Mäuse bekamen einen weniger heftigen Infekt als untrainierte Mäuse.
- Die Immunantwort der dünnen trainierten Mäuse war ebenfalls besser als die der untrainierten Mäuse.
- Aber das Immunsystem der dicken Mäuse reagierte anders als das der normalgewichtigen. Was zeigt: Auch Gewicht ist ein Genschalter.

Lange Telomere für ein langes Leben

Dass Bewegung praktisch direkt zu einem langen Leben führt, wurde im Jahr 2010 bewiesen. Von Ulrich Laufs, Professor am Uniklinikum des Saarlandes, Spezialist für Telomere. Diese sitzen im Zellkern an den Enden der Erbgutträger, also an den Enden der Chromosomen. Wir können sie uns vorstellen wie Schutzhelme, die die empfindlichen DNA-Stränge vor schädlichen chemischen Reaktionen bewahren oder einfach davor, auszufransen oder zu verklumpen. Diese Schutzhelme sind zum einen aus repetitiver DNA, zum anderen aus dynamischen, komplex organisierten Eiweißstrukturen gebaut.

Im Prinzip werden die Telomere immer, wenn die Zelle sich teilt, ein wenig kürzer – bis sie dann schließlich so kurz sind, dass die Zelle sich nicht mehr teilen kann. Und abstirbt. Gegen dieses Prinzip wirkt das Enzym Telomerase. Dieses Enzym ist in der Lage, die verkürzte Schutzkappe nach einer Zellteilung wieder zu verlängern. Sorgt also für ein längeres Leben der Zelle – und damit für ein längeres Leben von Ihnen. Sorgt zum Beispiel auch dafür, dass Stammzellen, Keimzellen, Knochenmarkzellen praktisch überhaupt nicht altern.

Man muss es nur irgendwie anschalten, dieses Enzym. Dann hätte man den Schlüssel zur Unsterblichkeit praktisch in der Hand. Aber wie lässt sich Telomerase anschalten? Genau das versuchen im Moment Anti-Aging-Forscher herauszufinden. Ein nicht ganz unproblematisches Unterfangen, denn auch Krebszellen verdanken ihre enorme Zellteilungsfähigkeit, ihre faktische Unsterblichkeit, genau dieser Telomerase.

Mittlerweile hat man ein Pflanzenextrakt gefunden, das die Telomerase ankurbeln können soll. Der Handel mit TA-65 floriert im Internet schon deutlich, obwohl hier noch viele Fragen offen sind. Und obwohl sich niemand mit seltsamen Nebenwirkungen herumschlagen muss, weil es ein viel besseres, viel einfacheres Mittel gibt, um die Telomerase auf Turbo zu schalten. Ein Mittel, das in seiner Schlichtheit kaum zu unterbieten ist:

Joggen.

Am Lehrstuhl von Professor Laufs konnte also bewiesen werden, dass simple Bewegung die Telomere verlängert. Dazu hat man zunächst einmal bei 32 Läufern des deutschen Leichtathletikteams wissenschaftlich nachgemessen – und zwar die Länge der Telomere in den weißen Blutzellen. Und hat gefunden, dass die Telomere bereits bei diesen im Schnitt 20-jährigen Leichtathleten deutlich verlängert waren. Ganz ehrlich? Für mich kam dieses Ergebnis ein bisschen unerwartet. Weil ich kritisch und skeptisch glaube, dass Leichtathleten auch viele Fehler machen. Zu hart trainieren, übertrainieren. Damit ihrer Gesundheit schaden. Aber immerhin.

Bewegung verlängert das Leben

Es wurden außerdem Menschen im mittleren Alter untersucht. Mit einer wöchentlichen Laufleistung von 80 Kilometern. Also Hobbyjogger. Man hat bei diesen selbstverständlich auch verlängerte Telomere gefunden, und zwar im Vergleich zu gleichaltrigen Sesselsitzern, die sich sportlich gar nicht oder nur selten verausgaben.

Ergebnis also: Joggen, tägliches Joggen verlängert die Lebenslänge jeder einzelnen Körperzelle. Wahlweise können Sie täglich Rad fahren oder fechten. Wie Jeanne Louise Calment aus dem sonnenverwöhnten südfranzösischen Arles, die im Jahr 1997 im stolzen Alter von 122 Jahren, fünf Monaten und 14 Tagen verstorben ist. Sie hatte im Jahr 1896 einen wohlhabenden Mann geheiratet, genoss das sportliche und kulturelle Leben, fuhr bis ins 100. Lebensjahr mit dem Rad. Es heißt, sogar das Rauchen habe sie aufgegeben, um so unglaublich alt zu werden: allerdings erst mit 119 Jahren.

Stress verkürzt das Leben

Wie kann ein Mensch so alt werden? Trotz Zigaretten? Dahinter stehen komplexe molekularbiologische Zusammenhänge, die umfassend noch gar nicht erforscht sind. Aber folgender Zusammenhang ist schon heute glasklar bewiesen: Stress schaltet die Telomerase ab. Bewiesen an ganz einfachen Hefepilzen, bei denen die Telomerase durch Umweltstress zum Stillstand kommt. Bewiesen an Menschen, die zum Beispiel im Alleingang einen Demenzkranken pflegen. Bewiesen auch an Rauchern (Nikotin stresst die Zellen!) und an Zwillingspaaren, bei denen jeweils einer Sport trieb und der andere nicht. Wer durch regelmäßigen Sport seinen Stresspegel senkt, hat messbar längere Telomere. Wer also ficht, wer hundert Jahre lang Rad fährt.

HGH – das Hormon, das jung hält

Bei der agilen Madame Calment kommen weitere Zusammenhänge dazu: Sie lebte in Arles. Sonnenlicht befördert die Produktion des Wachstumshormons HGH, und dies wiederum gehört zu den Botenstoffen, die das Telomerase-Enzym aktivieren. Sie war klein, leicht und drahtig. Adipositas hemmt HGH. Wer sich dagegen maßvoll ernährt, der kann sich über viel HGH freuen, der sieht relativ ewig jung aus. Bewegung, Sonne und *savoir vivre* also führen zu einem langen, langen Leben. Mit langen, langen Telomeren.

Das bestätigt auch Elizabeth Blackburn von der University of California in San Francisco, eine der wichtigsten Forscherinnen zu diesem Thema. Sie ist überzeugt (zitiert nach Spork 2008) …,

> **»… dass sowohl die Genetik als auch Umwelteinflüsse die Telomere verändern und so die Lebensspanne beeinflussen können.«**
>
> … ELIZABETH BLACKBURN, UNIVERSITY OF CALIFORNIA …

Professor Ornish konnte übrigens zeigen, wie viel Unterschied es exakt macht, ob wir unsere Gene mit genetisch korrekter Ernährung und mit genetisch korrekter Bewegung umschmeicheln oder ob wir es nicht tun. Er fand nach drei Monaten einen Zuwachs am Enzym Telomerase um 25 Prozent! Veröffentlicht 2008.

Telomere mögen Stühle nicht

Wer wenig sitzt, hat längere Telomere. Wer viel sitzt, hat kürzere Telomere. Und zwar auch dann, wenn er Sport treibt. Das berichtet eine Arbeitsgruppe um Mai-Lis Hellenius vom Department of Medicine, Karolinska Institutet, Karolinska University Hospital in Stockholm, in ihrer aktuellen Studie im *British Journal of Sports Medicine* (Online First, doi:10.1136/bjsports-2013-093342).

Die Studie lief über einen Zeitraum von sechs Monaten, wobei zu Beginn und am Ende die Telomerlänge der Probanden in den Blutzellen bestimmt wurde. Es nahmen 49 übergewichtige Patienten im Alter von 68 Jahren teil, die überwiegend sitzenden Tätigkeiten nachgingen. Ein Teil der Gruppe trieb keinen Sport, der andere Teil absolvierte ein individuelles körperliches Übungsprogramm.

Das heißt: Sitzen macht alt. Aufstehen und laufen hält jung.

Ganz einfach herzgesund

Telomerase für ein langes Leben. Lässt sich einschalten. Mit simplem Jogging. Das gleiche Prinzip gilt für Cholesterin. Das lässt sich ausschalten. Mit simplem Jogging. Bestätigt ein Professor, der mich in meiner Praxis besucht hat:

»Ich hatte die vergangenen 15 Jahre, also bevor ich bei Ihnen war, immer zu hohes Cholesterin. Bis 290. Hätte ich auf die Ärzte gehört, würde ich seit 2005 Statine nehmen. Habe ich nicht gemacht, sondern ich habe mich bewegt und richtig ernährt. Jetzt liegt mein Gesamtcholesterin bei 183.«

Hier wurde der Cholesterinwert von 290 mg/dl abgesenkt auf 183 mg/dl. Was glasklar zeigt: Cholesterin ist keine Frage der geerbten Gene, sondern eine Frage der Epigenetik. Und Epigenetik heißt hier: Laufen.

Dazu muss man wissen: Es gibt zwei unterschiedliche Arten von Cholesterin. LDL-Cholesterin (low density lipoprotein) gilt als das »böse« Cholesterin. Es bringt zwar das dringend benötigte Cholesterin zu den Zellen, kann sich aber auch in den Gefäßen ablagern, sie dadurch verengen und zu Herz-Kreislauf Beschwerden führen. Aber nur, wenn Kohlenhydrate vorher Entzündungen an den Innenwänden der Blutbahen hervorgerufen haben.

HDL-Cholesterin ist das »gute« Cholesterin (high density lipoprotein). Es ist das Cholesterin, das die Adern schützt. Und zwar, indem HDL Cholesterin aus den Körperzellen zurück in die Leber transportiert. Und bei Bedarf sogar in den Adern abgelagertes Cholesterin einsammelt und zurück zur Leber bringt. HDL kann außerdem Entzündungen hemmen. Und bei der Produktion von Stickstoffmonoxid (NO) helfen – was den Blutdruck senkt. HDL kann also Herzinfarkt verhindern.

Was man lange nicht wusste: HDL-Cholesterin kann wirkungslos werden. Und zwar durch Oxidation.

Um herauszufinden, was sich dagegen tun lässt, hat Volker Adams vom kardiologischen Forschungslabor am Herzzentrum Leipzig einen Versuch gemacht: Er ließ acht gesunde Patienten, acht mittelschwer Herzkranke und acht schwer herzkranke Patienten drei Monate lang fünf Mal in der Woche ein Ausdauertraining absolvieren. Jeweils 20 bis 30 Minuten lang. Warum so wenige Teilnehmer? Weil man hier auf komplette, auf aufwendige Blutuntersuchungen gesetzt hat. Auf naturwissenschaftliche Exaktheit. Statt einfach nur zu fragen: »Geht es Ihnen denn besser?« Eindeutiges Ergebnis: »Wir konnten zeigen, dass sich die Konzentration von oxidiertem Cholesterin bei den acht schwer herzkranken Patienten durch Sport deutlich senken lässt.« (zitiert nach Mertin 2013).

Sport wirkt also gegen wirkungsloses HDL-Cholesterin. Senkt die Konzentration um ein Drittel. Und steigert außerdem die Produktion von NO in den Gefäßwänden. Finde ich außerordentlich interessant.

Und kann ich durch eigene Messungen bestätigen: Da ist ein Patient beispielsweise täglich 23,2 Kilometer (abgemessen) durch den Wald gelaufen, um nach wenigen Wochen festzustellen, dass der Cholesterinwert von 362 mg/dl (ein tödlicher Wert) abgesunken ist auf nur noch 109 mg/dl. Auch das: außerordentlich interessant. Da hat jemand sein Leben messbar verlängert.

Bewegung als Medizin

Warum also verschreibt Ihnen Ihr Hausarzt nicht 20 Kilometer, um Ihr Herz zu heilen? Mehrere Antworten: Erstens traut er es Ihnen nicht zu. Zweitens hat er in seiner Ausbildung gelernt, welche hochwissenschaftlich entwickelten Pillen gegen welches Weh helfen. Das wird er nicht mehr los. Möchte sein Wissen gerne zeigen. Drittens hadert er mit seiner Professionalität. »Laufen Sie!« Ich bitte Sie. Wie klingt denn das? »Wir haben hier ein neu entwickeltes Statin der Firma XY. Sehr, sehr teuer, aber hochwirksam.« Klingt doch gleich viel mehr nach Herr Doktor. Aber hilft es bei der Heilung?

Ich sage: nein. Statine haben nicht nur gravierende Nebenwirkungen. Mit Statinen bleibt sogar das Risiko für Schlaganfall und Herzinfarkt zu 97 Prozent unverändert hoch. Da könnte einem das Wort »Betrug« in den Sinn kommen. Es war übrigens mein eigenes Cholesterin, das ich von 362 mg/dl runtergerannt habe auf 109 mg/dl. Seither weiß ich, dass es funktioniert. Sicher funktioniert. Und dass diese Art der Cholesterinsenkung kein Betrug ist: Hier wird das Risiko nämlich mit abgesenkt. Sicher.

Bewegung gegen Krebs

Der Herzinfarkt ist die häufigste Todesursache in Deutschland. Gute Nachricht: Lässt sich mit Laufen verhindern. Krebs kann jeder zweite Mann und mehr als jede dritte Frau in Deutschland im Laufe des Lebens bekommen. Gute Nachricht: Daran muss man heute nicht mehr sterben. Wenn man läuft. Und man kann verhindern, dass er überhaupt kommt. Indem man läuft.

Laufend überleben

Der Zusammenhang ist gut erforscht: Da hat man zum Beispiel 668 Männer mit Darmkrebs untersucht. Nach der Operation und Chemo. Und hat die Hälfte von denen überredet, wöchentlich sechs Stunden Sport zu treiben. Sanften Sport. Ergebnis: Die bewegten Patienten hatten eine 53 Prozent höhere Chance, nicht erneut Darmkrebs zu bekommen und zu überleben, im Vergleich mit den Patienten, die sich nicht bewegt hatten. (Dezember 2009, *Arch Int Med*)

Warum ist Bewegung also bei Krebs hilfreich – unterstützt den Weg zur Heilung? Genau wie genetisch korrekte Ernährung wirkt auch Bewegung nicht nur am Bizeps, nicht nur am Sixpack oder an der Wade, sondern überall. Bewegung wirkt vielfältig und durchweg positiv.

- Entzündungen befördern Krebs. Werden der Stoffwechsel und das Immunsystem mit Sport angekurbelt, wirkt das gegen Entzündungen. Und damit gegen Krebs.
- Krebszellen haben auf einen kranken Stoffwechsel umgestellt. Auf Gärung. Wird mit Bewegung der Zucker restlos verbrannt, bleibt für die Krebszelle kaum noch etwas übrig. Die gesunde Atmung der Zellen wird gefördert.
- Es gibt Hormone, die den Krebs ankurbeln. Sport wirkt gegen diese Hormone.
- Krebs und vor allem Krebstherapien können zu großer Erschöpfung führen und damit zu Muskelschwund. Der sportliche Muskelaufbau wirkt effektiv dagegen.
- Chemotherapien und Bestrahlung wirken mit Bewegung besser und werden besser vertragen.
- Eine Krebsdiagnose löst negative Gefühle aus: Irritation, Angst. Sport hebt die Stimmung. Das psychische Wohlbefinden verbessert sich.

Bewegung wirkt gegen Krebs. Die Wirkungen sind für einige häufige Krebsarten deutlich nachgewiesen. Die Forscher Robert Newton und Daniel Galvao fassen den Forschungsstand zusammen (vgl. Schlatterer 2014): Die großen Studien zum Thema zeigen ohne Zweifel, dass regelmäßige Bewegung nach einer Krebsdiagnose das Überleben um 50 bis 60 Prozent erhöht. Dabei zeigte sich größte Wirkung von Sport bei Brustkrebs und Darmkrebs.

50 bis 60 Prozent! In den Augen eines Pharmaunternehmens ist dieser Wert sensationell. Verspräche Umsätze in Milliardenhöhe. Nur ist Sport keine Pille – sondern eine Frage des Tuns. Aktiv werden auf dem Weg der Heilung. Dafür ist kein Termin beim Arzt notwendig. Das kann jeder anfangen, wann er will. Zum Beispiel mithilfe eines laufwütigen Vierbeiners. Nachzulesen im Forum (www.strunz.com): »Vielleicht als Aufmunterung: Meiner Frau geht es sehr gut. (…) Wir haben inzwischen auch einen (Therapie-)Hund; einen lauffreudigen Labrador, mit dem sie jeden Tag 1,5–2 Stunden rausmuss. Da hat der Schweinehund keine Chance. Bewegung ist ja die stärkste Waffe gegen das erneute Auftreten von Krebs.«

Belastung heilt Knochen und Gelenke

Bei metallenen Baugerüsten oder bei Pressholzmöbeln aus schwedischen Selbstbaumärkten mag es ja so sein, dass möglichst wenig Bewegung die Lebensdauer verlängert. Stillstand hilft der Stabilität. Wirkt gegen Zusammenbruch.

Bei lebendigem Material gilt das Gegenteil: Stillstand führt zu Dekonstruktion. Bewegung macht stabil. Gut zu beobachten an echtem Holz von echten Bäumen. Die müssen starken Stürmen standhalten können. Besonders beansprucht werden dabei Astgabelungen. Daher ist das Holz an diesen Stellen viel kompakter, viel stabiler. Knochen bilden sich nach einem ähnlichen Prinzip. An den Stellen mit der größten Belastung entstehen Knochenzellen, die besonders viel Kalk einlagern können. An weniger beanspruchten Stellen wird weniger Kalk eingelagert. Das macht die Knochen leicht.

Erst seit einigen Jahren wird der Einfluss der Muskulatur auf die Knorpel in Gelenken untersucht. Natürlich stützt eine gute Muskulatur ein Gelenk erheblich, und auch heftige Stöße können besser abgefangen werden. Aber es passiert noch mehr. An Mäusen konnte festgestellt werden, dass ein Muskeltraining der Knieregion die Produktion bestimmter mRNAs erhöhte. mRNAs kann man als Bauanleitungen für Enzyme verstehen. Je mehr Anleitungen, desto mehr Enzyme werden gebildet. In vermehrtem Ausmaß entstanden sind spezielle Metalloproteinasen (MMPs), die so heißen, weil sie entweder ein Zink- oder Kalziumion enthalten.

Gleichzeitig wurde die Entstehung anderer MMPs unterdrückt. (Herzog, W., Longino, D. und Clark, A. 2003) Wie ist das zu verstehen? Läuft alles rund, sind die MMPs in den Zellzwischenräumen aktiv und wirken auf die angrenzenden Zellen. So auch im Gelenk mit Wirkung auf die Knorpelzellen. Sie sind mit dafür verantwortlich, dass sich neue Zellen bilden können oder bestehende Zellen verändern. Sind die richtigen MMPs vorhanden, so bilden sich neue Blutgefäße. Falsche MMPs greifen leider den Knorpel an. Bei Patienten mit Arthrose funktioniert die Regulation der unterschiedlichen MMPs nicht mehr korrekt. So sammeln sich zu viele schädliche MMPs. (Jacobsen, J.A. et al. 2010)

Umso erstaunlicher ist das Ergebnis aus einem Mausexperiment. Aufgepasst: Belastung, Bewegung, Sport bringt die MMPs in der Gelenkflüssigkeit wieder ins Gleichgewicht. Neue Knorpelzellen können gebildet werden, verletzte regenerieren sich, und die schädlichen MMPs werden unterdrückt.

Von wegen: Gelenke schonen. Schonung schädigt. Belastung heilt.

Dem Burnout davonlaufen

Laufen löst Probleme. Diese gute Nachricht habe ich einem wunderschönen Brief entnommen von einem jungen Mann, der seine Erfahrung eigentlich gerne seiner Krankenkasse mitteilen wollte. Damit sie aber dort nicht ungelesen in den Akten verschwindet, lesen Sie jetzt doch einfach mit:

»Zwischen dem 30. und 40. Lebensjahr litt ich aufgrund von Überforderung an Burnout … Symptomen, die damals noch nicht als solche erkannt wurden (Angstzustände, Panikattacken, Erschöpfungszustände). Regelmäßige Einnahme von Medikamenten (Antidepressiva, Tranquilizer), Psychotherapien und Kuren halfen nicht. Was folgte, waren Verzweiflung und weiter diese Ängste gepaart mit Panikattacken (man stirbt jedes Mal dabei). Endlich nach zehn Jahren hatte ich zwei Schlüsselerlebnisse, die mein Leben von Grund auf veränderten. Ich kaufte mir Laufschuhe und lief jeden Morgen, immer ein wenig länger. Ich ernährte mich bewusster und fühlte mich schrittweise besser. Nach einem Jahr verschwanden die Panikattacken, die Fitness gab meinem Körper Vertrauen und Selbstheilungsfähigkeiten. Meine Seele vertraute wieder meinem Körper. Vor einem Jahr hatte ich das Gefühl, dass ich meinem Körper und damit auch mein Wohlbefinden fit für das Alter machen müsste. Nach einem fortlaufenden Prozess zur ketogenen Ernährung, der Substitution von L-Arginin, Magnesiumcitrat, Vitamin D und gutem Eiweiß stellte ich fest, dass nicht nur der Geist wacher wurde, sondern ich auch körperlich wesentlich leistungsfähiger wurde.«

Dieser Ausschnitt genügt bereits. Solche Briefe kommen Ihnen bekannt vor. Die häufen sich. Das Prinzip ist jedes Mal das gleiche: Wir bekommen Ohrfeigen vom lieben Gott und fangen dann, leider erst dann, klüger geworden, an zu reagieren.

Halt, stopp: Reaktion kann auch Depression sein. Völliger Stillstand. Verzweiflung. Sitzen bleiben. Glücklich der Mensch, der aktiv reagiert. Der das Laufen lernt. Das tägliche Laufen. Ich meine wirklich und buchstäblich: *täglich.* Dieses eine Wort hat mich schon vor 25 Jahren unterschieden von wohl sämtlichen Ärzten Deutschlands. Schon damals.

Tägliches Laufen:

- Sorgt für mehr Dopamin, Serotonin und Noradrenalin im Gehirn. Fehlen genau diese Substanzen, kann es zu Depressionen oder Panikattacken kommen.
- Baut das Stresshormon Cortisol ab.
- Trainiert Herz und Lungen.
- Stabilisiert den Blutdruck.
- Stabilisiert den Blutzuckerspiegel.
- Stärkt das Immunsystem: Killerzellen und Fresszellen werden fünf Mal aktiver.
- Unterstützt einen gesunden Schlaf.
- Bringt Selbstbewusstsein.

Krafttraining

Ausdauer ist die eine Sache, Kraft die andere. Damit hat sich ein kluger Doktor in der Schweiz beschäftigt: Marco Toigo. Muskelaufbau also. In seinem Büchlein *Muskelrevolution* zeigt er uns drei Geheimnisse. Erstens: An welchen Schrauben wir drehen können. Zweitens: An welchen Schrauben es sich lohnt zu drehen. Drittens: In welche Richtung wir drehen müssen. Das Ganze klingt dann so:

- Die Zündung zum Muskelaufbau erfolgt durch das Krafttraining.
- Der Muskel sollte in relativ kurzer Zeit möglichst stark ermüdet werden.
- Grundsätzlich ist eine langsame, kontrollierte Bewegungsschnelligkeit sinnvoll, wenn man die Muskelfasern ermüden möchte – vorausgesetzt, die Höhe der Kraft ist angemessen.
- In jeder Trainingseinheit bei jeder Übung sollte die Spannungsdauer bis zur Erschöpfung erhöht werden.
- Der Widerstand sollte im Training zu jedem Zeitpunkt voll spürbar sein. Heißt: den Widerstand suchen, statt ihm auszuweichen.

- Nahrungsprotein beziehungsweise die darin enthaltenen essenziellen Aminosäuren vergrößern den muskelaufbauenden Effekt der einzelnen Krafttrainingseinheiten.

Kürzlich war in meinem Fitnessstudio ein junger Mann. Übte so vor sich hin, lächelnd und entspannt. Da sagte ihm der Trainer, er möge doch deutlich schwerere Gewichte auflegen. Antwort: »Dann tut das ja weh.« Genau. Darum geht's. Es geht darum, den Muskel zu erschöpfen.

Bewegung mindert Stress

Was steckt dahinter? Der Frage sind Wissenschaftler der Universität Bremen, der Freien Universität Berlin und der Charité nachgegangen. Sie haben gut durchtrainierte Männer einerseits und Bewegungsmuffel andererseits per Zufall in zwei Gruppen eingeteilt. Eine Gruppe absolvierte täglich ein 30-minütiges aerobes Training. Die andere ein nicht erschöpfendes »Placebo«-Training. Dann mussten alle einen Stresstest mit Mathematikaufgaben absolvieren. Gemessen wurden die Cortisol- und α-Amylase-Ausschüttung. Außerdem nahm man die Aktivität der Nervenzellen mit einem Magnetresonanztomografen unter die Lupe.

Ergebnis: Die Gehirnzellen der Probanden aus der Trainingsgruppe reagierten geringer auf das während des Stresstestes ausgeschüttete Cortisol. Und zwar umso schwächer, je mehr Cortisol zuvor während des Trainings ausgeschüttet wurde. Körperliches Training sorgt also für stressresistente Zellen (Zschucke 2015).

Den Jungbrunnen einschalten

Gut trainierte Muskeln produzieren mehr Wachstumshormone. Wachstumshormon heißt Selbstheilung. Denn dieses Hormon lässt Immunzellen, Muskeln, Knochen und Knorpel wachsen, auch entzündete Gefäßinnenwände erneuern sich. Es wirkt übrigens schlechter bei Stress, schlechter Ernährung (zu wenig Eiweiß = zu wenig Baumaterial für Hormone!), schlechter Fitness und bei zu wenig Sonnenlicht.

Das Wachstumshormon wird auch somatotropes Hormon oder Somatotropin genannt. Als Abkürzung ist HGH gebräuchlich (steht für *Human Growth Hormone*). Es besteht aus 191 Aminosäuren und wird in der Adenohypophyse gebildet, das ist der größere Teil der Hirnanhangdrüse. Selbstverständlich kommt es in vielen Variationen vor – genau wie so viele andere Vitalstoffe.

Nächtlicher Jungbrunnen

HGH wird vor allem in der Nacht freigesetzt und wirkt dann wie eine Rundumerneuerung für den gesamten Körper. Neue Zellen werden gebildet, angegriffene Systeme regenerieren sich. Darum sieht man nach einer schlaflosen Nacht auch morgens drei Jahre älter aus. Die Hormone sind's.

Wie machen die das? Schauen wir uns das Schritt für Schritt an: Die im Gehirn produzierten Wachstumshormone werden über den Blutkreislauf in den Körper transportiert. Zellen der Leber, aber auch die von anderen Gewebetypen haben spezielle Rezeptoren, Cytokin-Rezeptoren genannt. Diese Rezeptoren stecken in der Zellwand und schauen innen wie außen ein wenig heraus.

Dann passiert Folgendes: Außen dockt HGH an. Daraufhin verändert sich die Form des Rezeptors leicht, sodass sich im Inneren ein Protein (heißt JAK) an den Rezeptor hängen kann. Das Hormon außen regt die JAK-Proteine innen an, jeweils ein Phosphoratom abzustoßen, das sich selbst an einer anderen Stelle des Rezeptors wieder einbaut. So entsteht ein Landeplatz für das Protein STAT.

Das Puzzle der Moleküle

Die Bindung muss man sich wie passende Puzzleteile vorstellen. Ohne das Phosphoratom passen die Teile nicht zusammen, mit dem Phosphor schon. Durch das Zusammenkommen der Puzzleteile werden nun die beiden JAK-Proteine noch einmal aktiviert und geben jeweils noch ein weiteres Phosphoratom ab.

Das führt dazu, dass die beiden STAT-Proteine, nun mit zwei Phosphoratomen beschenkt, sich gemeinsam wieder von dem Rezeptor lösen. Sie bleiben über die beiden Phosphoratome miteinander verbunden. Das so neu gebildete Protein bewegt sich Richtung Zellkern und dringt dann in ihn ein.

Bauplan aus dem Zellkern

Nächster Schritt: Im Zellkern regt es andere Proteine an, genau die Kopien von DNA-Abschnitten anzufertigen, die für den Bau von IGF-1, einem Wachstumsfaktor, gebraucht werden. Die Bauanleitungen werden aus dem Zellkern heraustransportiert zu wieder anderen Proteinen im Inneren der Zelle – gewissermaßen zum Bautrupp. Dieser Trupp sammelt dann die gesuchten Aminosäuren ein und setzt diese der Bauanleitung entsprechend zusammen.

Die Leber bildet besonders viel IGF-1. Von dort aus wandert das IGF-1 ins Blut. Spezielle IGF-1-Rezeptoren angeln es wieder aus dem Blut heraus und regen damit den Bau wieder anderer Proteine im Zellinneren an, die wiederum die Kopie bestimmter DNA-Abschnitte aktivieren: alles Abschnitte, die mit dem Zellwachstum und mit der Zellteilung zu tun haben. Nach der Anleitung werden wieder Proteine hergestellt. Liegen diese in einer bestimmten Konzentration in einer Zelle vor, beginnt sie sich zu teilen. Aus einer Zelle werden zwei neue. Wachstum!

Überall frische Zellen

IGF-1 wirkt in vielen unterschiedlichen Gewebetypen. Unter anderem aktiviert es Stammzellen, das sind die noch nicht fertig differenzierten Nachwuchszellen, die es überall im Körper gibt. Aus den Stammzellen in den Knochen werden neue Knochenzellen, aus denen im Herzen neue Herzzellen, aus denen in der Niere neue Nierenzellen und so weiter. Wachstumshormone lassen sogar Nervenzellen nachwachsen.

Ein harmonisches Zusammenspiel der vielen Wachstumshormone führt zu einer ganzen Reihe gesundheitsfördernder Effekte. Bei einer guten Versorgung mit Wachstumshormonen kann besonders viel Kalzium gespeichert und in die Knochensubstanz eingelagert werden, auch die Muskelmasse erhöht sich. Die Hormone stimulieren das Wachstum aller inneren Organe, die Proteinsynthese steigt, der Fettstoffwechsel wird angeregt, das schädliche Cholesterin reduziert sich. HGH sorgt für eine gute Funktion der Langerhansschen Inselzellen, das sind die Zellen, in denen das Insulin entsteht. Sie stärken das Immunsystem und lassen die Konzentration der wertvollen Schilddrüsenhormone T4 und T3 ansteigen.

!

HGH ankurbeln

Die Produktion von Wachstumshormonen lässt sich ganz einfach vervielfachen. Durch:

Eiweiß. Denn die Hormone bestehen aus Aminosäuren, also aus Eiweiß. Außerdem wird die Produktion der Wachstumshormone durch einen hohen Eiweißpegel angeregt.

Mineralstoffe. Besonders wichtig für die Bildung von Wachstumshormonen sind Zink, Magnesium, Kalzium, Kalium und Vitamin B_6.

Bewegung. Je besser die Muskeln trainiert werden, desto mehr Wachstumshormone produzieren sie.

Schlaf. HGH wird in der Nacht ausgeschüttet und arbeitet dann auch auf Hochtouren. Die Konzentration der Wachstumshormone ist morgens am höchsten.

Abnehmen. Mit jedem Kilo Körpergewicht zu viel werden weniger Wachstumshormone produziert.

No Carb: Kohlenhydrate treiben den Insulinspiegel in die Höhe, die Wachstumshormone bleiben dann inaktiv.

No Alcohol. Alkohol kann die Ausschüttung von Wachstumshormonen um bis zu 70 Prozent reduzieren.

Der eigene Weg

Bewegung heilt. Macht aber viel Arbeit. Daher der Traum so vieler Patienten: Täglich Joggen o.k., aber bitte warm und bequem. Und bitte abgekürzt, Zeit sparen. Geht das? Doch, geht. Schreibt mir ein »begeisterter Seminarteilnehmer« von seiner Idee, von seiner Erfindung, aus seinem Alltag.

»Den 30-minütigen täglichen meditativen Nüchternlauf modifiziere ich dahingehend, dass ich zu Hause auf dem Trampolin 15 Minuten mich laufend bewege, aber zusätzlich die Hanteln fleißig nutze. Ich fühle mich in der Hälfte der Zeit mindestens genauso sportlich ausgelastet und angenehm erschöpft wie beim 30-Minuten-Lauf. Es gibt keine Ausreden wegen Wetter, Dunkelheit oder Waldrandanfahrt, auch Runnerbekleidung entfällt komplett. Mit den Hanteln ist jetzt mein Golfschwung viel explosiver und mindestens 15 Meter weiter ...«

Toll die Idee, sich auf dem Trampolin zusätzlich mit Hanteln zu belasten. Warm, bequem, trotzdem effektiv.

Ein wenig weiterdenken

Hochleistung wurde in vielen Kulturen systematisch studiert. Zum Beispiel bei den Samurai, Schwertkrieger im japanischen Mittelalter. Eine Elitetruppe des Kaisers. Hier war Höchstleistung unmittelbar mit Leben oder Tod verknüpft.

Die Samurai erkannten sehr rasch, dass im Kampf nicht der Sieger war, der die bessere Schwerttechnik beherrschte, der die größere Kraft oder Ausdauer hatte. Trainiert waren sie nämlich alle. Sieger wurde, wer sich im Kampf intensiver und dauerhafter konzentrieren konnte, wer »aus der Mitte heraus« kämpfte.

Heute kämpfen wir kaum mehr mit dem Schwert, viel eher mit Kugelschreiber und Smartphone. Trotzdem treibt uns die Frage um, wie wir ihn denn nun schärfen können, unseren Geist. In diesem Kapitel stellen wir einige Methoden auf den Prüfstand: Laufen, Arbeiten, Musik hören, Lesen, Schlafen und Spiritualität. Wenn man Letztere denn als Methode bezeichnen möchte.

Kraftvoll aus der Mitte

Die innere Mitte der Samurai, ihr außerordentlicher Fokus heißt *hara.* Aus diesem Zustand der Zentrierung heraus wuchs den Samurai eine andere, eine dynamische Kraft, die es ihnen erlaubte, den Alltag zu überschreiten, zuvor nicht denkbare übermenschliche Höchstleistungen zu vollbringen.

Diese dynamische Kraft ist potenziell in jedem von uns vorhanden, allerdings eben desintegriert, zersplittert, zufällig aufscheinend. Zu dieser Kraft aber kann jeder zurückfinden. Durch gezieltes, durch geistiges Training. Denken. Das ist der dritte Faktor neben gezielter Ernährung und gezielter Bewegung. Der dritte Faktor, der zur Heilung führt.

Flow heißt Glück

Das Einswerden von Denken und Tun nennt man *Flow,* also fließen, Fluss. In diesem Moment vergessen wir die Zeit, wir gehen komplett auf im Handeln. Dieses besondere Gefühl, dieses erhebende Erlebnis kennen Menschen aus allen sozialen Schichten in allen Ländern dieser Erde. Wann immer sie dieses Erlebnis beschreiben sollen, sprechen sie von Glück, sprechen sie vom Ziel ihres Lebens.

Flow-Erlebnisse geschehen dann, wenn wir uns hohen Anforderungen stellen und diese gerade eben noch mit unseren Fähigkeiten bewältigen können. Das heißt: Zu lasche Forderungen an uns selbst führen nicht zum Flow, sondern zu Langeweile. Zu schwere Aufgaben führen auch nicht zum Flow, sondern zu Angst. Ja, der Mensch will herausgefordert sein, aber bitte im richtigen Maß. Einen Überblick gibt folgende Matrix (nach Csikszentmihalyi 2004, S. 100):

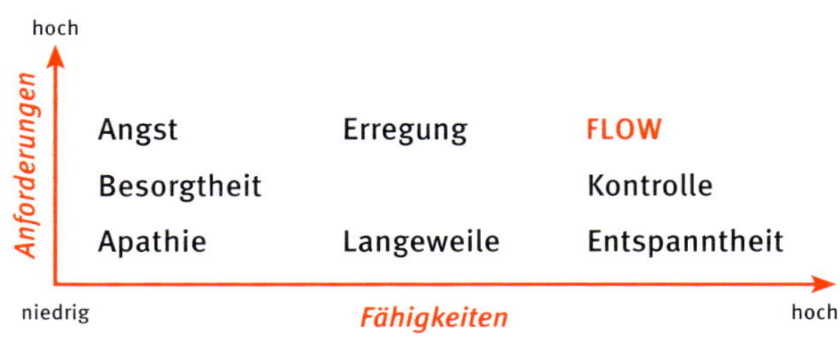

Glück kommt also von innen. Es ist unabhängig von äußeren Begebenheiten wie Ihrem Bankkonto, Ihrer Herkunft, dem Land, in dem Sie aufwachsen. Das ist der Grund, weshalb Sie manchmal glücklichen Menschen begegnen, also Menschen, deren Firma prosperiert, deren Ehe stimmt, deren Kinder wohlgeraten sind, die nur Freunde haben.

Dies sind Menschen, die ihr Leben nicht nach angelernten, nach billigen Rezepten organisieren. Sondern die sich in gesundem Egoismus zunächst auf sich selbst konzentriert und gelernt haben, Glück in sich zu erzeugen. Wobei »auf sich selbst konzentrieren« nicht meint, in selbstbezüglichen Gedankenspielen zu kreisen, um irgendwann versunken auf dem Sofa sitzend so etwas wie den »Kern« des eigenen Wesens zu entdecken. Nein: Das, was den Menschen ausmacht, zeigt sich im Tun. Noch einmal: Tun. Handeln. Das bestätigt der Psychologe und Bestsellerautor Mihaly Csikszentmihalyi (spricht sich »Tschiksentmihali«), der den Begriff »Flow« bekannt gemacht hat. Er schreibt (Csikszentmihalyi 2004, S. 231):

> **»Um kontinuierlich Flow-Erfahrungen zu machen, muss man sein Interesse und seine Wissbegierde immer weiter kultivieren, auf ein breites Spektrum von Gelegenheiten reagieren und möglichst viele Fähigkeiten ausbilden.«**
>
> MIHALY CSIKSZENTMIHALYI IN »FLOW IM BERUF«

Auf dem Weg zur Heilung brauchen wir praktisch immer neue Informationen und neue Fähigkeiten. Eine gute Nachricht, dass diese Erweiterung der eigenen Kompetenzen auch noch Glücksgefühle auslöst.

Weg mit dem Stress!

Die Konzentration auf einen einzigen Gedanken, auf eine einzige Handlung gelingt unter Stress typischerweise nicht. Denn Stress löst Launenhaftigkeit, Nervosität und Reizbarkeit aus. Und Stress heißt unweigerlich freie Radikale. Messe ich bei Ihnen im Aminogramm (Threonin geht baden), messe ich an Entzündungsfaktoren.

Deshalb gilt: Stress wirkt negativ auf die Selbstheilungsprozesse des Körpers. Stress verhindert die Heilung. Deshalb bleiben depressive Patienten nach einer Bypassoperation länger im Krankenhaus. Deshalb heilen sogar Wunden langsamer, wenn Ehepaare heillos zerstritten sind (vgl. Albrecht 2011).

Damit sich überhaupt so etwas wie eine leise Ahnung von der enormen Samurai-Kraft oder vom tiefen Glücksgefühl im Flow einstellen kann, müssen wir also nicht nur den Geist schärfen, sondern erst einmal etwas gegen den Stress unternehmen.

Das ist aus zwei Gründen eine Herausforderung: Erstens merken viele Menschen nicht einmal, dass sie gestresst sind. Sie sind an den Zustand gewöhnt oder halten einzelne Stresssymptome für »ihre Krankheiten«, gegen die sie eben »ihre Medikamente« einnehmen müssen. Zweitens wissen viele Menschen, die ihrem Stress auf die Schliche gekommen sind, nichts darüber, wie sie ihren Stress loswerden können. Wir schauen uns jetzt beide Punkte an: Warnsignale für Stress. Und Methoden gegen den Stress.

Achtung, Stress! Die wichtigsten Zeichen

Jeder Mensch reagiert anders auf Stress. Jeder hat eine andere »Sollbruchstelle«. So zeigt sich bei einem zuerst eine muskuläre Verspannung, bei einem anderen lässt das Gedächtnis nach (Liste angelehnt an Dobos/Paul 2011, S. 125). Hier ein Überblick:

Körper

- Verspannungen im Nacken
- Rückenschmerzen
- Kopfschmerzen
- Herzschmerzen, Herzrasen, hoher Blutdruck
- Kurzatmigkeit
- Magendrücken, Verdauungsstörungen, Appetitmangel
- Schwindel, Zittern
- Tinnitus
- Hörsturz
- Hautirritationen
- Schlafstörungen
- Libidostörungen

Denken

- Kreisende Gedanken
- Schlechte Konzentration/Zerstreutheit

- Geistige Abwesenheit
- Schlechte Entscheidungsfähigkeit
- Schlechte Erinnerungsfähigkeit

Fühlen

- Innere Unruhe
- Innere »Leere«
- Nervosität
- Angst
- Panikattacken
- Einsamkeit
- Traurigkeit
- Wut

Verhalten

- Gereiztheit und herrisches Verhalten
- Unkontrolliertes Essen
- Verstärkter Konsum von Stimulanzien wie Kaffee, Nikotin, Alkohol, Medikamenten
- Bewegungsmangel
- Sozialer Rückzug

Zum Glück gibt es sehr viele Wege, den Stress ins Nirvana zu schicken. Patentrezepte aber gibt es nicht. Jeder muss für sich selbst herausfinden, was für ihn am besten passt. Es gilt ein alter Spruch aus Norddeutschland, der lautet: »Versuch macht kluch.«

Aus zahllosen Beiträgen zu meinem Internetforum (www.strunz.com) lässt sich erkennen, dass sich folgende Methoden messbar bewährt haben. Natürlich können sie auch kombiniert werden:

- Meditatives Laufen
- Musik – aktiv produziert oder passiv genossen
- Schlafen (!)
- Atmen – vor allem Ausatmen
- Und: Glauben

Meditatives Laufen

Stress und Tinnitus gehören zusammen. Stress und Hörsturz genauso. Typischerweise werden durchblutungsfördernde Mittel infundiert. Die typischerweise nicht wirken – wie auch in folgendem Fall:

»Knapp 50 Jahre alt, Hörsturz im Frühjahr, Tinnitus schon seit 15 Jahren, seit Frühjahr allerdings verstärkt. War für eine evidenzbasierte Infusionsbehandlung des HNO-Facharztes eine Woche daheim. Infusion ohne Erfolg.
Ich habe mir dann die Laufschuhe geschnappt und meine eigene Therapie gestartet. Tägliches Laufen bei tollem Wetter. Seit Mitte Mai keine Kohlenhydrate mehr und eiweißreiche Kost.
Resultat: Gewicht von 95 Kilogramm (bei 190 cm) auf 85 Kilogramm reduziert. Blutdruck nach Jahren normalisiert auf 119/79, Sodbrennen weg, Tinnitus wesentlich besser, Höreinschränkung deutlich besser.
Insgesamt viel fitter und vitaler. Laufe ca. fünf Mal pro Woche mit großem Genuss.«

Mit großem Genuss. Das ist der springende Punkt. »Bauen Sie Ihren Stress ab!« ist eine sinnlose Aufforderung. »Jetzt entspannen Sie sich doch bitte einmal ganz, ganz tief!« fast eine Beleidigung. Viel sinnvoller ist eine ganz einfache, ganz leicht umsetzbare Idee:

»Laufen Sie. Laufen Sie täglich!«

Unausweichlich tritt der Erfolg ein: Gewichtsabnahme, Blutdrucksenkung, Stressabbau und damit Anstieg von Magnesium. Als Experte (Tinnitus und Hörsturz habe ich persönlich erlebt) weiß ich, dass Sie mit ausreichenden Mengen Magnesium ans Ziel kommen. Nicht nur, weil Magnesium (endlich) beruhigt, sondern weil es Blutgefäße, genauer gesagt die glatten Muskeln der Blutgefäße relaxiert. Also weit stellt.

Für alle von Ihnen, die es mit Magnesiumeinnahme, wegen des Durchfalls, nicht schaffen: Man könnte ja auch den Verbrauch drosseln, oder? Man braucht überhaupt kein Magnesium zusätzlich. Man müsste nur vorher für innere Ruhe sorgen. Und da gibt's genau zwei Methoden:

Erstens: Sie können entweder täglich laufen, lange laufen, meditativ laufen.

Zweitens: Sie können auch täglich 20 Minuten still sitzen. Um das Wort Meditation zu vermeiden.

Musik macht gesund

Auch Musik kann gesund machen. Außerdem Theater, Kino, Literatur, Malerei und andere Aktivitäten, die wir in die Schublade Kultur einsortieren können. Das sagen nicht bildungsbemühte Pädagogen, das sagt eine Forschergruppe um Koenraad Cuypers von der Norvegian Univer-

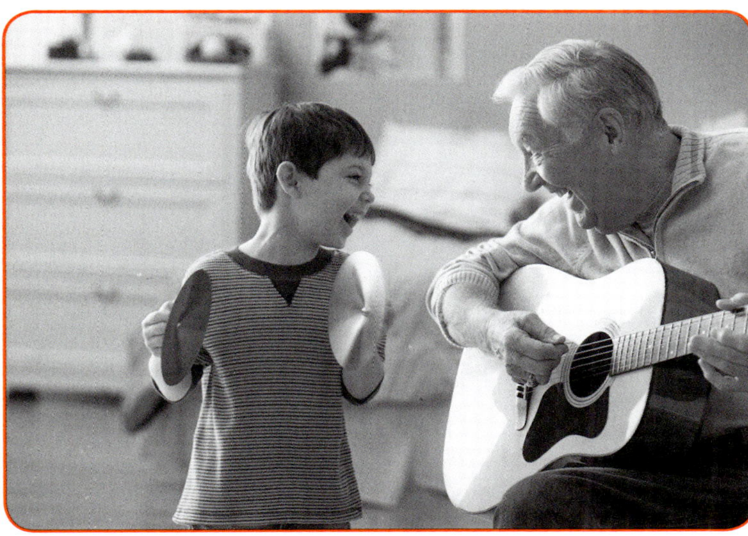

Musik baut Stress ab, hebt die Stimmung und erhöht – wie jeder Kulturgenuss – die seelische und körperliche Gesundheit.

sity of Science and Technology in Trondheim. Diese Gruppe hat die Fragebögen der HUNT-Studie ausgewertet. In dieser Studie wurden knapp 51000 Menschen aus der Provinz Nord-Trondelag nach ihrer Gesundheit und nach ihren kulturellen Aktivitäten gefragt – was sowohl passiven Genuss von Kultur umfasste als auch eigene aktive Bemühungen mit Pinsel, Instrument und Bühnenbrettern.

Ergebnis: Je mehr Kultur, desto gesünder die Menschen. Etwas genauer: Männer profitieren gesundheitlich schon dann, wenn sie passiv Kultur genießen. Also schon mit Kino. Bei Frauen war der positive Effekt erst bei eigenem Kulturschaffen sichtbar. Also mit Kirchenchor. Zum Beispiel.

Die norwegischen Forscher stehen mit ihren Ergebnissen nicht alleine da. Schon 1997 war es Forschern um McKinney an der University of Miami gelungen zu zeigen, dass das Hören von Musik in Kombination mit einer angeleiteten Imagination zu einer messbaren Reduktion des Stressindikators Beta-Endorphin führt. Nur Musik oder nur Imagination führten dagegen nicht zu einer Veränderung des Opiatlevels (McKinney et al. 1997).

2001 konnten Forscher vom US-amerikanischen Meadville Mind-Body Wellness Center zeigen, dass die Aktivität der natürlichen Killerzellen (NK-Zellen) steigt, wenn Patienten gemeinsam trommeln. Das Gruppentrommeln ließ außerdem die Aktivität der Lymphokin-aktivierten Killerzellen (LAK) (Bittman et al. 2001) ansteigen. Das lässt sich gut merken: Trommeln macht Killerzellen.

Wäre noch der positive Effekt auf Marathonläufer zu prüfen, wenn das Publikum an der Strecke mit Trommelkonzerten anfeuert. Typisch in Berlin, typisch in Köln, typisch auch in Frankfurt. Für den New York City Marathon 2016 sind schon jetzt mehr als 130 Bands angekündigt …

Sich glücklich lesen

Bücherlesen schützt vor Depression. Das haben Forscher der Universität von Pittsburgh herausgefunden. Sie hatten beobachtet, wie sich Jugendliche am Wochenende beschäftigen. Ergebnis: Unter den jugendlichen

Lesern gab es zehn Mal weniger Depressive im Vergleich zu denjenigen, die nur ganz selten ein Buch lasen.

Zum Thema Musikhören fanden die Forscher erstaunlicherweise, dass jugendliche Vielhörer acht Mal so häufig depressiv waren wie andere Jugendliche, die nur wenig Musik hörten. Grund war vermutlich die Auswahl der Musik: Depressive hören offenbar gerne melancholische Musik, weil sie hier Resonanz für ihre Niedergeschlagenheit finden. Das führt zu dem Gefühl, Innenwelt und Außenwelt passten zueinander – hilft aber leider nicht dabei, aus der depressiven Verstimmung herauszukommen (Saum-Aldehoff 2011).

Reflextiefschlaf

Aller Meditation zugrunde liegt die Idee der körperlichen Entspannung bei gleichzeitiger geistiger Konzentration. Unter den vielen Methoden gibt es eine optimale. Eine, die am schnellsten erlernbar ist mit dem raschesten Erfolgserlebnis. Diese Methode des »Danebendenkens« lässt sich in zehn Minuten erlernen. Ich nenne sie Reflextiefschlaf.

Bei dieser Methode wird neben körperlicher Entspannung gleichzeitig höchste passive Konzentration geübt, das heißt die Fähigkeit, einen Gedanken für Minuten, vielleicht auch Stunden unverändert im Zentrum des Bewusstseins zu halten. Dies gelingt Ihnen im Normalfall höchstens zwölf Sekunden. Haben Sie diese Art der Konzentration einmal gelernt, können Sie sie ins tägliche Leben hinüberretten, ständig eingeschaltet lassen durch eine bestimmte Atemtechnik.

Atmung also. Neben der Ernährung bestimmt die Atmung unsere Lebensqualität. Atemtechnik ist die Grundlage jeder Yogalehre. Atemtechnik ist der mentale Hintergrund auch kirchlicher Liturgie. Durch richtige Atemtechnik gelingt es tagsüber, ständig entspannt und gleichzeitig konzentriert zu bleiben. Atemtechnik wird in der Regel sehr kompliziert gelehrt. Auch hier aber gilt, dass 80 Prozent des gewünschten Erfolges mit nur 20 Prozent Aufwand erreicht werden können. Konzentrieren Sie sich auf die Hauptsache. Atmen Sie aus. Aus.

In der Regel tun Sie das Gegenteil. Unser Körper lebt nämlich immer noch in der Steinzeit. Damals lauerte hinter jedem Felsen und Baum ein Säbelzahntiger, ein Mastodon. Der Mensch atmete ein und rannte davon. Heute, am Schreibtisch, das Gleiche: Als Reaktion auf all die Stressoren wie die Sekretärin, das Telefon, den Stapel an unerledigter Post reagieren Sie mit Einatmen. Nur leider rennen Sie jetzt nicht davon. Fortgesetztes Einatmen aber senkt den Serum-Kalziumspiegel. Resultat: Ihre Nerven werden überempfindlich, Sie werden innerlich nervös, Sie schwitzen, Sie werden unkonzentriert, ständig überspannt.

Atmen Sie aus. Dadurch steigt Ihr Kalziumspiegel, Sie werden ruhig, entspannt, belastbar. In jeder Minute atmen Sie etwa 16 Mal. Sie müssten aber nur vier Mal pro Minute atmen, um zu leben. Wenn Sie

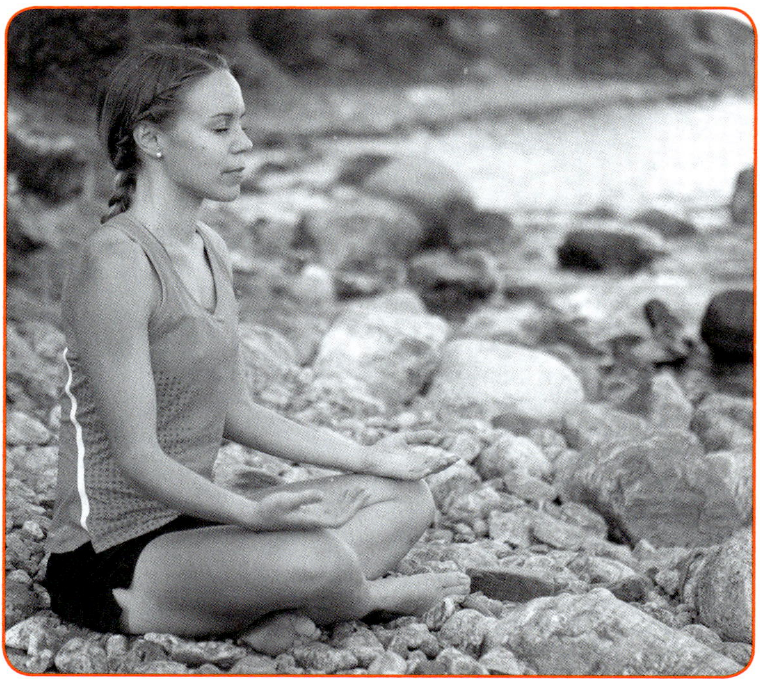

Meditation entspannt den Körper und vertieft das Bewusstsein für das wirklich Wichtige im Leben.

es schaffen sollten, am Schreibtisch mit nur vier Atemzügen pro Minute auszukommen, kann ich Ihnen garantieren, dass Sie ganz plötzlich unangreifbar wären, ein Buddha werden, ein Bild der ruhigen Konzentration.

Spiritualität heilt. Messbar.

Spirituelle Praxis hat einen direkten Effekt auf die Gesundheit. Das zeigten kleine und auch sehr große Studien (zitiert nach Bucher 2014, S. 115 ff.): Ein Forschungsteam hat mehr als 21 000 Kalifornier über einen Zeitraum von acht Jahren begleitet (Publikation der Studie 1999). Sehr einfaches Ergebnis: Wer von diesen Personen nie in die Kirche ging, hatte ein um 50 Prozent erhöhtes Risiko zu sterben.

Im Jahr 2005 wurden in einer anderen Studie rund 700 Dänen befragt, was ihnen Religion bedeute. Von denen, die Religion nicht so wichtig fanden, starben 83 Prozent vor ihrem 90. Geburtstag. Von den Religiösen starben nur 70 Prozent.

2010 schließlich fragte ein Team rund 92 000 Frauen in den USA nach ihrer Religiosität. Die Mortalitätsrate der gläubigen Frauen lag um 16 Prozent unter den nicht gläubigen Frauen.

Verblüffend klares Ergebnis, ja. Es liegt natürlich nahe, dass nicht die Religiosität allein auf geradezu magische Weise die Mortalität aushebeln konnte. Es handelt sich vielmehr um den Effekt des gesunden Lebensstils, der häufig mit spiritueller Praxis verbunden ist: regelmäßiges Gebet oder Meditation, maßvoller Umgang mit rauschhaften Zuständen aller Art – also Verzicht auf Drogen, auf Alkoholmissbrauch und Völlerei. Stattdessen gesunde Ernährung oder Askese – sprich: Fasten.

Beginnen wir mit dem Thema Gebet. Auch dazu gibt es verblüffende Studien: Italienische Nonnen, die regelmäßig den Rosenkranz beten, hatten einen messbar niedrigeren Blutdruck als gleichaltrige Frauen, die dies nicht tun (Studie von Timio et al. 1987 und 1999). In den USA bat man 1258 Personen, für andere um Wohlergehen zu beten – wahlweise für Geld. Ergebnis: Wer für das Wohlergehen anderer betet, der verbesserte zwar nicht die psychische Gesundheit dieser anderen, aber seine eigene. Es fanden sich messbar weniger Schmerzen, mehr Vitalität und bessere Gesundheit. Wer um mehr Geld für andere betet, erlebte diese positiven Effekte interessanterweise nicht (vgl. Bucher 2014, S. 123).

Nächstes Thema: In Chicago wurde bei Studenten festgestellt, dass eine ausgeprägte Fähigkeit zu Vergeben und Verzeihen auf dem Fetzer-Index für Religiosität und Spiritualität zu einem niedrigeren Cortisolwert und zu niedrigerem Blutdruck führten (Studie von Worthington et al. 2012).

Glück durch Dankbarkeit

Der Neurowissenschaftler Alex Korb von der University of California, Los Angeles, ist bei seinen Forschungen auf eine weitere erstaunliche Glücksquelle gestoßen:
Dankbarkeit.
Jeder Gedanke in diese Richtung sorgt für eine Freisetzung von Serotonin. Dankbarkeit vermehrt auch die Neuronen in der Gehirnregion, die für emotionale Intelligenz zuständig ist. Die hilft Ihnen, mit anderen Menschen klarzukommen. Die hilft auch dabei, das Gefühl der Dankbarkeit überhaupt zu empfinden.
So entsteht eine Aufwärtsspirale: noch mehr Dankbarkeit, noch mehr Dopamin, noch mehr Serotonin und noch mehr neue Nervenzellen, die dann noch dankbarer machen (Korb 2015).

In fast allen Religionen und spirituellen Richtungen finden wir Anweisungen zur richtigen Ernährung, vor allem auch einen Aufruf zum Fasten. Eine Metastudie konnte anhand von 92 medizinischen Studienergebnissen zeigen (vgl. Bucher 2014, S. 121), dass Fasten zu einer erhöhten Ausschüttung von Tryptophan, Serotonin und körpereigenen Endorphinen führt, dass infolgedessen die Stimmung steigt, das Schmerzempfinden sinkt und der Schlaf tiefer wird.

Glauben macht also gesund. Messbar. Das ist der Grund, warum Heike Faulstich einmal folgende Paradoxie formuliert hat:

> **»Wenn spirituelle Praxis und eine Hinwendung des Geistes zu tieferen Schichten der Seele (...) offenkundig nützlich sind für die Gesundheit von Geist und Körper, dann ist Spiritualität, also ein Zustand, in dem Logik und messerscharfe Schlussfolgerungen nicht mehr im Mittelpunkt stehen, paradoxerweise ein Gebot der Vernunft.«**
>
> HEIKE FAULSTICH

Einfacher gesagt: Wenn es für die Gesundheit logisch ist, ein bisschen unlogisch zu sein, dann ist es nur vernünftig, die Logik manchmal bewusst über Bord zu werfen.

AUF EINEN BLICK

Mit Schritt Nummer vier krempeln wir unser Leben komplett um: Schluss mit der nudelfixierten, vitalstofffreien Ernährung und her mit bestem Eiweiß, mit Vitaminen, Mineralstoffen und Co. Schluss mit dem schlaffen Sofahocken und her mit den Laufschuhen, den Hanteln. Außerdem Schluss mit dem Dauerstress und der permanenten Unzufriedenheit, dafür her mit Flow, mit gesundem Schlaf und mit allem, was uns zugleich tief entspannt und unendlich inspiriert. Ernährung, Bewegung, Denken konsequent umsteuern – ein riesiges Programm, das im Prinzip vollkommen simpel ist. Wenn wir es einfach tun.

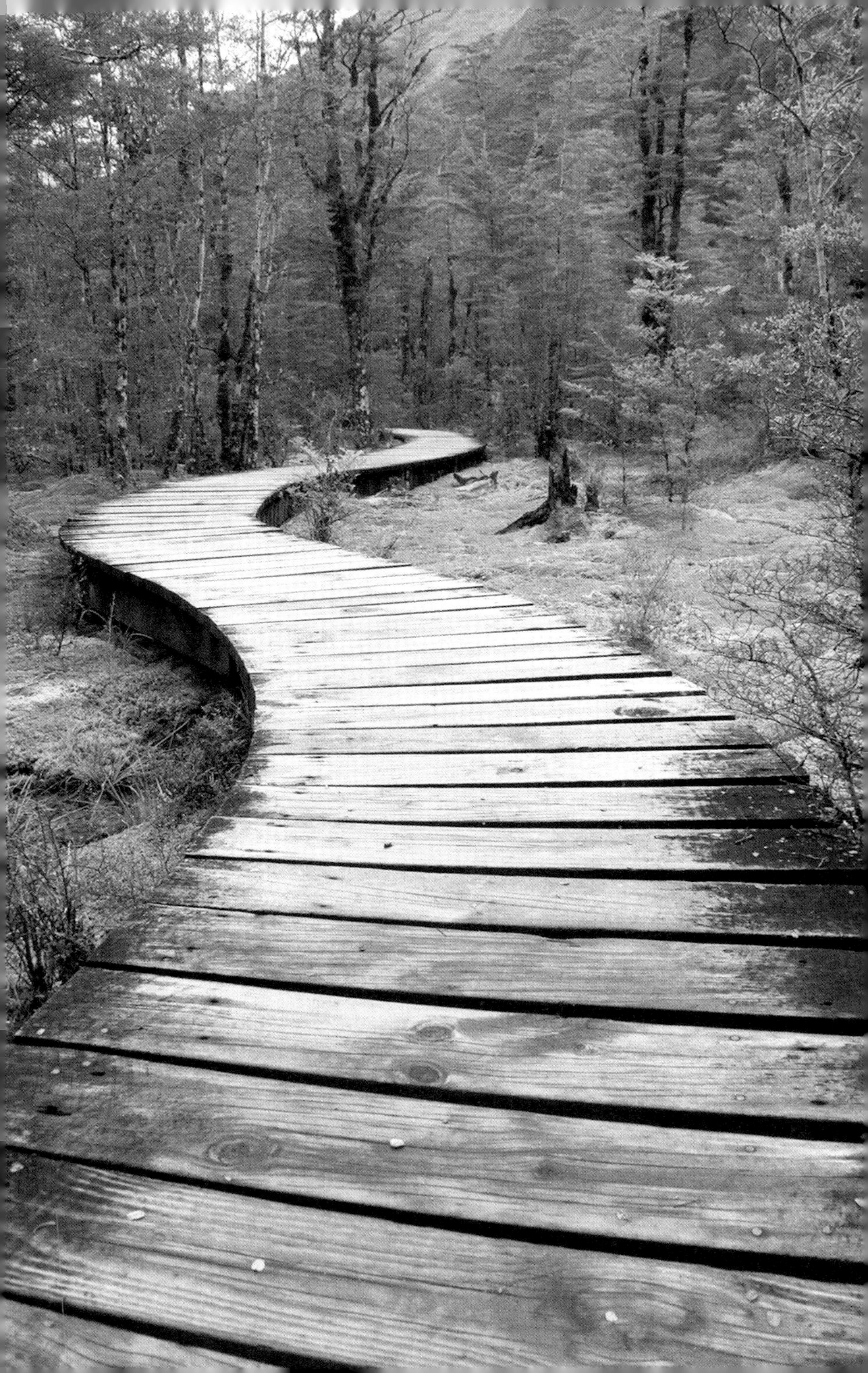

Sicher auf dem richtigen Weg bleiben

Die eigene Krankheit verstehen, sich Unterstützer suchen und beherzt umsteuern – das ist ein großer Schritt. Wer das schafft, hat größten Respekt verdient. Nach diesem Schritt konsequent auf dem Kurs Richtung Heilung zu bleiben ist im Alltag eine enorme Herausforderung. Zum Glück gibt es da ein paar sehr hilfreiche Tricks, mit denen Sie sicher auf Kurs bleiben.

So gelingt die Navigation

Wer den Weg zur Heilung bis jetzt konsequent gegangen ist, kann sich auf die Schulter klopfen. Es ist eine Menge passiert. Sie haben …

… der Wahrheit ins Gesicht geschaut: Sie haben »Ja« zur Situation gesagt. Mutig.

… Gene verstanden: Sie haben verstanden, dass Bewegung, Ernährung und Denken die Gene umschalten in Richtung gesund. Das falsche Denken also vom Kopf auf die Füße gestellt.

… Unterstützung organisiert: Sie haben Ärzte, Freunde und Familienmitglieder aktiviert, die Ihnen auf Ihrem Weg helfen und den Rücken stärken.

… umgesteuert: Sie haben Ernährung, Bewegung und Denken auf »genetisch korrekt« umgestellt. Ein neuer Lebensstil.

Jetzt geht es darum, den neuen Lebensstil jeden Tag zu leben. Aus eigener Erfahrung und aus den Gesprächen mit Ihnen in meiner Praxis weiß ich, dass das zwar gelingen kann. Den meisten aber nicht auf Anhieb. Realistischerweise. Weil typischerweise viel mehr Steine in den Weg gerollt kommen als gedacht.

Das fängt beim Wetter an (»Laufen? Bei Schnee!?«), geht weiter mit familiären Verpflichtungen (»Du verschmähst die Geburtstagstorte!?«) und endet mit dem inneren Schweinehund (»Das bisschen Junkfood … nur dieses eine Mal …«) leider noch lange nicht. Zum Glück wurden von fleißigen Trainingsforschern, Verhaltenstherapeuten und vielen anderen Experten eine Menge Tricks entwickelt, die bei langfristigen Verhaltensänderungen so extrem wirksam sind, dass ich Ihnen ein paar davon an dieser Stelle verrate. Obwohl es jetzt nicht um mein Fachgebiet, um Molekularmedizin geht. Sondern um die Kunst, jahrelang eingeschliffene Gewohnheiten zu ändern. Mit der richtigen Zielformulierung, mit Selbstüberlistung, mit Antizipation von Hindernissen, mit dem gezielten Abschalten von Verführungen und einem guten, individuellen Plan.

Ziel formulieren

Es fängt damit an, dass Sie Ihr Ziel so formulieren, dass es in der letzten Windung Ihres Gehirns verstanden wird. Unklare Anforderungen kann das Gehirn leider nicht verarbeiten. Es kann sich leider nicht vorstellen, was »Ich esse jetzt etwas weniger Kohlenhydrate« konkret bedeutet. Genauso wenig wie »Ich treibe jetzt ein bisschen mehr Sport«. Um ein Akronym zu bemühen: Ihre Ziele müssen SMART sein.

S für spezifisch: 50 Gramm Kohlenhydrate statt »etwas weniger«.

M für messbar: 30 Minuten Laufen statt »ein bisschen mehr Sport«.

A für erreichbar (»attainable«): Das Ziel muss innerhalb eines Korridors liegen, der mit den zur Verfügung stehenden Kompetenzen und Ressourcen erreichbar ist. »Ewiges Leben« ist im Moment zum Beispiel noch nicht erreichbar.

R für realistisch: Ein Plan mit kleinen Schritten und sich langsam steigernden Anforderungen ist perfekt. Zu hohe oder zu niedrige Anforderungen führen zu Frust.

T für terminiert: Jeden Morgen Laufen, jeden Dienstag Schwimmen, bis Jahresende kein Gluten. Das sind konkrete Termine. Daran kann man sich orientieren.

Zusatzpunkt: Wunderschön! Wenn Sie die Begeisterung Ihrer Jugend wieder zurückholen wollen, gehen selbst Verhaltensänderungen denkbar einfach. Würzen Sie Ihre inneren Bilder mit einer Maximaldosis Begeisterung!

Sehen Sie ab jetzt, was immer Sie sich vorstellen, auf Großbildleinwand doppelt so groß wie im Autokino, und Sie ganz nah davor, mittendrin, sehen Sie immer *farbig.* Spüren Sie mit allen Sinnen. Fühlen Sie sich umschlossen von aktiver Welt. So wie ein Marathonläufer, der ins Ziel läuft: tobende Menge, jubelnde Musik, Lautsprecheransage, um ihn herum die Menschen, die ihm lachend gratulieren, blauer Himmel, farbige Kleidung …

So schalten Sie innere Begeisterung ein. So holen Sie sich die Lebensfreude zurück.

Sich selbst überlisten

Pläne lassen sich viel leichter einhalten, wenn die Rahmenbedingungen Abweichungen vom Plan von vornherein unmöglich machen – oder zumindest erschweren.

- Der Lauf am frühen Morgen fällt viel leichter, wenn die Schuhe schon vorm Bett stehen und kein Kaffee im Haus ist.
- Der Aufbruch zum Schwimmbad gelingt spielend, wenn die Schwimmtasche schon im Kofferraum wartet und der Weg von der Arbeit erst gar nicht nach Hause führt, sondern direkt ins Becken.
- Die ungewohnte Entspannungseinheit (Meditation, Yoga, was auch immer) am Wochenende wird machbar, wenn Sie sich von jemandem dazu abholen lassen.

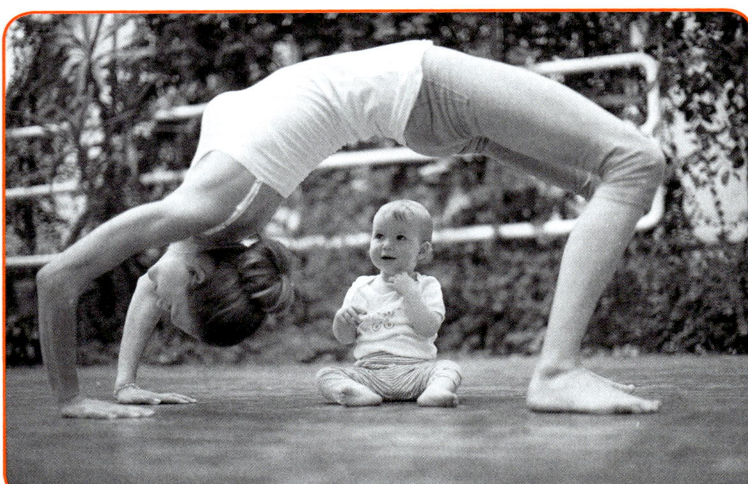

Am besten regelmäßig: Sport und Entspannung sollten feste Bestandteile der individuellen Zeitplanung sein.

Ganz ehrlich: Manchmal fehlt der Elan. Umso besser, wenn dann die Laufgruppe Sonntag früh unerbittlich klingelt und so lange vor der Türe steht, bis die Laufschuhe geschnürt sind. Da helfen dann auch keine Ausreden mehr.

Als Alternative bietet sich ein lauflustiger Hund an. Tatsächlich. Auch ein solcher steht Sonntag früh unerbittlich auf der Matte, bis es losgeht mit der Lauferei.

Hindernisse vorhersehen

Das Umschalten auf »genetisch korrektes« Leben ist ein aufwendiges Unterfangen mit einem hohen Effekt, der allerdings nicht am gleichen Nachmittag eintritt, sondern vielleicht erst zwei Wochen oder auch erst zwei Jahre später. Das erschwert die Umsetzung.

Viele Forscher (z. B. Achtziger, Gollwitzer und Sheeran 2008) haben sich daher mit der Frage beschäftigt, wie man es trotzdem schaffen kann, auf genetisch korrekt umzuschalten. Eine Antwort lautet »wenn-dann«. Heißt ganz einfach, dass man sich im Vorfeld überlegt, was man tut, wenn etwas dazwischenkommt. Etwa so:

- Wenn es regnet, gehe ich statt zum Lauftraining ins Schwimmbad.
- Wenn meine Freundin sich mit mir verabreden will, gehe ich etwas früher zum Training und treffe sie danach.
- Wenn es beim Geburtstagsfest eine kohlenhydratbombenartige Torte gibt, frage ich vorher, ob ich für mich und andere Low-Carb-Gäste eine Ersatztorte mitbringen darf.
- Wenn ich mich zu zappelig für eine Meditation fühle, gehe ich wenigstens in Ruhe spazieren.

Eine Studie mit Teilnehmerinnen eines Aerobic-Kurses aus den 1990er-Jahren konnte denn auch zeigen, dass diejenigen, die konkrete Bewältigungsstrategien geplant hatten, auch diejenigen waren, die das Sportprogramm besser durchhielten.

Verführung ausschalten

Der menschliche Geist ist gerne mal schwach. Kennen wir alle. Deshalb ist es schlau, dem ablenkbaren Geist erst gar keinen Anlass für Ablenkungsmanöver zu bieten.

Informationen: Wer keine Fernsehzeitung hat, der weiß auch nicht auf einen Blick, welche Blockbuster er verpasst. Warum also nicht einfach die Zeitung abbestellen?

Sinnliche Eindrücke: Wer seine Fußwege so organisiert, dass er zu kritischen Zeiten erst gar nicht an einer duftenden Pommesbude und auch nicht an einem verführerischen Bäckerladen vorbeikommt, der kann auch der Carb-Versuchung leichter widerstehen.

Häusliche Gemütlichkeit: Was spricht eigentlich dagegen, das Fernsehgerät abzuschaffen, das WLAN auszuschalten und das Sofa vor die Tür zu stellen? Vielleicht hilft ein spartanisches Umfeld zumindest eine Weile dabei, von TV, Smartphone und Couch loszukommen.

Knackpunkt: Der eigene Plan

Ein Stundenplan kann dabei helfen, sicher durch den Tag zu kommen – und dabei auch alle möglichen Tricks anzuwenden. Zusätzlich lassen sich Spalten für Stimmungsfragen einfügen: Wie habe ich mich vor dem Frühstück gefühlt und wie danach? Wie vor dem Training und wie danach? Eine solche Selbstbeobachtung und Selbstbewertung macht Mechanismen bewusst, die zuvor vielleicht nicht klar waren. Sie zeigt, welche Maßnahmen und Tricks im Einzelfall nicht funktionieren und ausgetauscht werden müssen. Und welche dann doch. Und mit welchem Ergebnis.

Feintuning auf der Teststrecke

Wir wissen von Professor Max Planck, Nobelpreisträger 1918, dass die Basis jeder Wissenschaft die persönliche Erfahrung ist. Also muss auch wissenschaftliche Medizin aufbauen auf der geschilderten Erfahrung des Patienten. Diese ist wichtiger und bedeutsamer als irgendeine wissenschaftliche Arbeit, als irgendein Lehrbuch.

Dann hören wir doch einmal einer ausgesprochen präzisen Analyse eines Patienten zu. Der durchschaut, weshalb es ihm so geht, wie es ihm geht. Der durchschaut hat, dass er seinen Lebensstil auf absehbare Zeit weder ändern kann noch ändern will, weil er seinen stressigen Beruf über alles liebt. Der durchschaut, dass er seinen Sport vernünftigerweise nicht aufgeben sollte. Der auch verstanden hat, dass es nun mal anstrengend ist, Kinder großzuziehen. Der aber sich selbst und auch die Methode »genetisch korrektes« Leben verstanden hat. Hier seine Zwischenbilanz:

»Mir geht es zunehmend besser. Meine allgemeine Angriffslustigkeit, Präsenz und auch Energie im Alltag sind deutlich besser geworden. Lediglich habe ich noch dieses Leeregefühl in den Muskeln.
Das Hauptproblem aus der Vergangenheit scheint wohl zu sein, dass ich stressbedingt doch erhebliche Mangelzustände hatte, obwohl ich Eiweiß und Vitamineral plus täglich genommen habe. Daraus ergeben sich für mich aber jetzt einige Fragen für die Zukunft:
Was und wie viel kann/sollte ich in Zukunft dauerhaft einnehmen?«

Nachmessen hilft

Die Frage »Was einnehmen?« beschäftigt sehr viele Menschen in meiner Praxis, im Forum unter www.strunz.com. Eine sehr richtige Frage. Auf die es keine Standardantwort gibt. Und auch nicht geben kann. Es wäre Unfug, ein Dauerprogramm zu erraten, das auf Müller genauso passt wie auf Schmitz. Gibt es nicht. Deshalb heißt meine Antwort: Einzelfall. Wir müssen messen, was fehlt. Bei Fällen wie dem oben beschriebenen kann es sinnvoll sein, die Blutanalyse zwei, drei Mal zu wiederholen. Spätestens dann hat man sich selbst, seine persönlichen Bedürfnisse durchschaut. So auch dieser Patient, der genau weiß: »Meinen beruflichen Stress werde ich auf absehbare Zeit nicht abstellen können. Ich werde weiter täglich auf der Nadelspitze tanzen müssen.« Genauso sehe ich den ganzen Vorgang. Ich gebe Ihnen nicht den üblichen dämlichen Rat: »Treten Sie mal kürzer.« Oder: »Nehmen Sie eine Auszeit.«

Ich gebe Ihnen übrigens auch nicht so schnell die üblichen, an dieser Stelle streiche ich vorsichtshalber das Wörtchen »dämlichen«, Diagnosen: chronischer Stress, Burnout, ADHS, Fatigue – all diese Diagnosen, die in den meisten Fällen doch so herzlich wenig Klarheit bringen. Außer der Gewissheit für den Patienten, dass sein Leiden einen Namen trägt. Dass die eigentlich ganz normale Überforderung, permanent im Tempo unserer überdrehten Zeit mitzurennen, die steigenden Komplexitäten zu durchschauen und sich dabei auch noch erfolgreich selbst zu verwirklichen, dass die Überforderung damit nicht etwa daher kommt, dass wir tatsächlich in überaus turbulenten Zeiten leben. Sondern eben von diesem Leiden mit diesem bestimmten Namen. Es ist eine scheinbare Beruhigung, dass die Überforderung eine Krankheit sei. Nicht etwa mangelnde Leistungsfähigkeit. Oder sogar: Normalität.

Ja: Ich helfe Ihnen. Ich kann die Welt zwar nicht langsamer drehen. Ich kann via Blutanalyse, via Auffüllen von Defiziten, via Bewegungs- und Meditationsprogramm zwar nicht das alltägliche Chaos wegschaffen. Aber ich kann Ihnen dabei helfen, einen gesunden Abstand zu gewinnen. Sich insgesamt besser zu fühlen. Einen Hauch aggressiver.

Sogar glücklicher. Und dann ist es doch gleichgültig, welchen Namen die Diagnose einmal hatte.

Ich mische mich nicht in Ihr Leben ein. Denn dann müsste ich konsequenterweise auch mein ganz persönliches Arbeitsleben überdenken. Brauche ich nicht, brauchen Sie nicht. Der andere Weg heißt: Bluttuning. Machen Sie sich um ein Vielfaches stärker. Bauen Sie eine Art Mauer um Ihre Seele. Werden Sie stressresistent. Erleben Sie, was innerer Abstand bedeutet, Souveränität, Überblick. Stressresistenz also ist machbar.

Der Schlüssel: Reflexion!

Anders als der Plattwurm kann der Mensch über sich selbst nachdenken. Nennt man Selbstreflexion. Ausgangspunkt sind Beobachtungen im Innenleben (die »Stimmung«, Gefühle) oder in der äußeren Realität. Das Nachdenken genau darüber öffnet Chancen, Schwierigkeiten zu verstehen, Lösungen zu finden und die eigene Situation zu verändern. Selbstreflexion funktioniert allerdings nur, wenn die Selbstbeobachtung klar und differenziert gelingt. Und mit einer gesunden Distanz zu sich selbst. Innerer Abstand. Dabei hilft eine ganz kleine Änderung im inneren Dialog. Statt »Warum geht es mir schon wieder so schlecht?« einfach umschalten auf »Was würde mich besonders glücklich machen?«. Kleiner Trick. Gerne weitersagen.

Glutenfrei auf Probe

Der Weg zur Stressresistenz ist individuell höchst unterschiedlich. Es bleibt oft kein anderer Weg als das Ausprobieren. Zum Beispiel, wie es sich anfühlt, einfach mal gar kein Gluten mehr zu essen. Also weg mit der Weizennudel, mit dem Brötchen, der Brezel. Dann bekomme ich wieder Ihre Briefe. Begeisterte Briefe: »Ich lerne ein neues Körpergefühl kennen, das ich über sehr, sehr lange Jahre nicht mehr hatte!« Und das nur durch den Verzicht auf Getreide. Auf die Idee kommt so mancher Arzt eben nicht. Der meint dann lieber, man müsse sich eben daran gewöhnen, dass man ab 50 kaum noch Kraft hat. »Es ist wirklich unglaublich«, ärgert sich der Briefautor.

Da sage ich: Nö. Ist es nicht. Das ist nicht unglaublich, sondern das ist normal. Wenn ich's nicht jeden Tag, jeden einzelnen Tag schriftlich und mündlich immer wieder hören würde. Wenn ich's nicht persönlich oft genug als Patient erlebt hätte. Der Brief umfasst zweieinhalb klein gedruckte Seiten. Und wo bleibt die Lösung? Die Heilung?

Ausprobieren! Kann zum richtigen Weg führen.

Immer mehr Omega

Das gilt auch für den Umgang mit psychischen Problemen. Ich hatte einen intensiven Briefwechsel mit einem jungen Mann, der unter akustischen Halluzinationen litt. Schon in der Psychiatrie war. Aber sehr klare Gedanken hatte. Aus einer meiner Nachrichten hatte er abgeleitet, dass Omega-3 vielleicht helfen könnte. Er bat um Literaturangaben zu einer Studie aus Australien. Absolvierte eine Blutanalyse. Dann ging er auf die Teststrecke:

»Von Omega-3 zuerst 450 mg pro Tag. Ich habe die Menge so lange gesteigert, bis die akustischen Halluzinationen weg waren. Das erste Mal seit 2005 – und zwar ganz weg. Das war Mitte Dezember 2010. Jetzt nehme ich 5000 mg Omega-3 pro Tag zu mir und ernähre mich nahezu kohlenhydratfrei.«

Es ist so typisch und bezeichnend, dass der Patient selbst sich die Literatur besorgen muss. Und ausdrücklich die Ärztin wie auch die Krankenkasse dazu nicht in der Lage sind. Zum Glück haben Sie heute den Zugang – auch zu Studien aus Australien. Und steuern das Feintuning selbst.

Test mit D

Manchmal liegen die Ärzte falsch. Und das Lebensglück steht gleich neben der Tür. Direkt vor Ihnen. In Form einer winzig kleinen, jähen Einsicht. Nehmen Sie als Beispiel Rheuma, Arthritis. Schmerzen.

»Habe seit 25 Jahren Gelenksentzündungen, eigenartigerweise nur im Winter. Die Ärzte sagten: ›Da kann man nix machen, muss man Cortison nehmen.‹ Soll Arthritis sein, sagten sie weiter. O.k.! Wurde akzeptiert. Dann, vor einem Monat, hab ich Ihr Buch ›Wunder der Heilung‹ bestellt und nach Erhalt verschlungen. Unter der Rubrik ›Arthritis‹ war ich sehr aufmerksam – hmm! Vitamin D und E wird Ihrerseits empfohlen – und ganz plötzlich ein Geistesblitz. Fixhalleluja noch mal! Das Vitamin D, jenes von der Sonne produzierte, jenes im Winter so mangelhaft im Körper vorhandene. Das fehlt! ‚Herbert! (das ist mein Ehemann) Jetzt weiß ich's! Ich hab einfach nur Vitamin-D-Mangel!' Ich hupfte in die Apotheke: Oleovit um EUR 4,50 wurde mir in die Hände gedrückt mit Verzehrempfehlung. Hielt mich nicht daran, weil ich durch Sie ein bisschen revoluzzerisch geworden bin. Ich nahm mehr davon, nämlich 4000 I.E. … Und heut hab ich bereits eine Woche gar nix mehr – nix – und gar kein Cortison und gar keine Spritzen, einfach nur EUR 4,50 aus der Apotheke.«

Der Tipp mit Vitamin E stammt aus der Rheumatologie Hamburg. Sicher nur eine schwache Hilfe. Vitamin D scheint sehr viel stärker zu sein. Wenn man dann noch die entzündungsproduzierenden Kohlenhydrate weglässt? Das Glück ist manchmal nur ein kleines Schrittchen von Ihnen entfernt. Sie finden es durch … Ausprobieren. Feintuning.

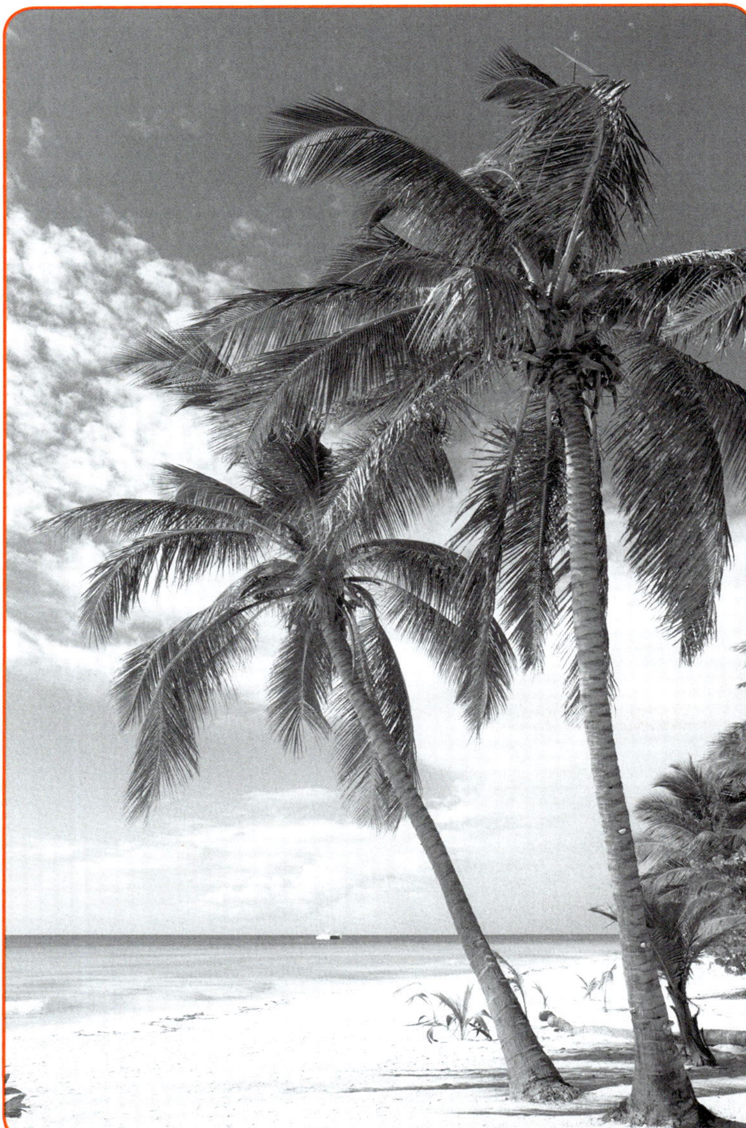

Gelungene Selbstheilung verdient Selbstbelohnung: vielleicht die schon lange ersehnte Traumreise zu Palmen und Meer?

Sich selbst belohnen

Es funktioniert bei Kindern, es funktioniert bei Zirkuspferden, vielleicht funktioniert es ja auch bei Ihnen: das Lernen neuer Verhaltensweisen mit Belohnung. Bei Erwachsenen ist die Variante »Selbstbelohnung« (mit Betonung auf »Selbst«) besonders wirksam. Weil dann kein strenger Trainer belohnt oder lobt, sondern der ganze Stolz aus der eigenen Haltung, aus dem eigenen Willen und den eigenen Zielen erwächst. Voraussetzung ist eine ehrliche Selbstbeobachtung und eine kluge Selbstbewertung. Wobei »klug« heißt, dass Rahmenbedingungen, die außerhalb der eigenen Person liegen, genauso mitgedacht werden wie die persönliche Konstitution, die Tagesform, die Dynamik der Beziehungen im Privatleben und im Job und so weiter. Mit einer Navigationshilfe wie dem oben vorgestellten Plan kann das gelingen.

Aus meiner Praxis weiß ich übrigens, dass Reisen zu den besonders beliebten Belohnungen zählen.

!

Der Token-Trick

Sicher nicht für jeden geeignet, aber vielleicht einen Versuch wert: der Token-Trick. Für jedes Vorhaben, das im Laufe des Tages in Sachen Ernährung, Bewegung und Denken gelungen ist, gibt es ein »Token«. Das kann ein Centstück sein, eine Spielmünze oder eine weiße Bohne. Ganz egal. Nachdem eine bestimmte Zahl von Token gesammelt wurde, können diese gegen eine Belohnung eingetauscht werden. Wichtig: Je besser es klappt mit dem »genetisch korrekten« Leben, desto seltener gibt es Token. Also nur noch für jedes zweite gelungene Vorhaben, dann für jedes vierte und so weiter. So schleifen sich Verhaltensänderungen ein.

Manch einer lobt sich nicht nur selbst, sondern lässt sich zusätzlich von außen loben: durch den Arzt, den Coach, durch Freunde und Verwandte. Weil das so gut hilft, bieten manche Fitnessstudios Coaching nach jedem 20. Termin an oder ein Freigetränk nach jedem zehnten Training. Nun, das mag auch eine Kundenbindungsmaßnahme sein – aber auch hier gilt: Wer heilt, hat recht.

Rückschläge? Na und?

Teststrecken haben es in sich. Da klappt nicht immer alles. Es gibt Rückschläge. Das ist ganz normal. Wissen Sie ja auch, und Sie würden einen Rennwagen niemals hart dafür bestrafen, wenn etwas nicht so lief wie geplant. Mit sich selbst aber können Sie extrem hart sein nach einem Rückschlag. Beschimpfen sich, zwingen sich zu noch strengeren, drastischeren Maßnahmen. Schalten die eigene Befindlichkeit komplett aus, blenden die Rahmenbedingungen Ihres Lebens weg, schauen nicht mehr auf die Realität – nur noch auf Ihren Plan. Und wundern sich, wenn Ihre Gedanken kreisen wie in einem inneren Gefängnis? Nicht doch. Wir sind hier doch nicht in der drohmedizinischen Abteilung. Na also. Frohmedizin geht so:

- **Keine Selbstbestrafung** durch zu harte Trainingspläne oder sinnlose Hungerkuren. Keine Buße tun, wenn die Heilung nicht so eintritt wie erwartet.
- **Stattdessen:** Freundlich zu sich selbst sein. Etwas besonders Schönes tun.
- **Hingucken:** Was ist passiert? Warum ist das passiert? Eigene Pläne und Notizen auswerten. Erkenntnisse über die Krankheit und den Weg der Heilung ableiten.
- **Weg der Heilung anpassen,** wenn es so ganz offensichtlich nicht mehr weitergeht.
- **Nachjustieren** – aber nicht alle Faktoren auf einmal, um die einzelnen Effekte zu sehen.
- **Bei weiterer Unklarheit:** Erneute Blutanalyse.

- **Und weiter Feintuning** auf der Teststrecke.
- **Bis das Ziel zu sehen ist: die Heilung.**

AUF EINEN BLICK

Im fünften Schritt machen wir uns zu unserem eigenen Studienteilnehmer (um nicht zu sagen: Versuchskaninchen). Es geht darum, sich selbst neue Verhaltensweisen anzutrainieren – zur Not mit ein wenig List und Tücke. Außerdem gilt es, das richtige Maß zu finden für einzelne Bestandteile unserer Ernährung und für Nahrungsergänzungsmittel. Wer nicht weiterweiß, gönnt sich neue Testergebnisse. Und wenn es bei den Selbstversuchen holpert? Wenn sogar Rückschläge kommen? Das ist ganz normal und außerdem wunderbar: Gerade in solchen Momenten haben wir die Chance auf neue Erkenntnisse.

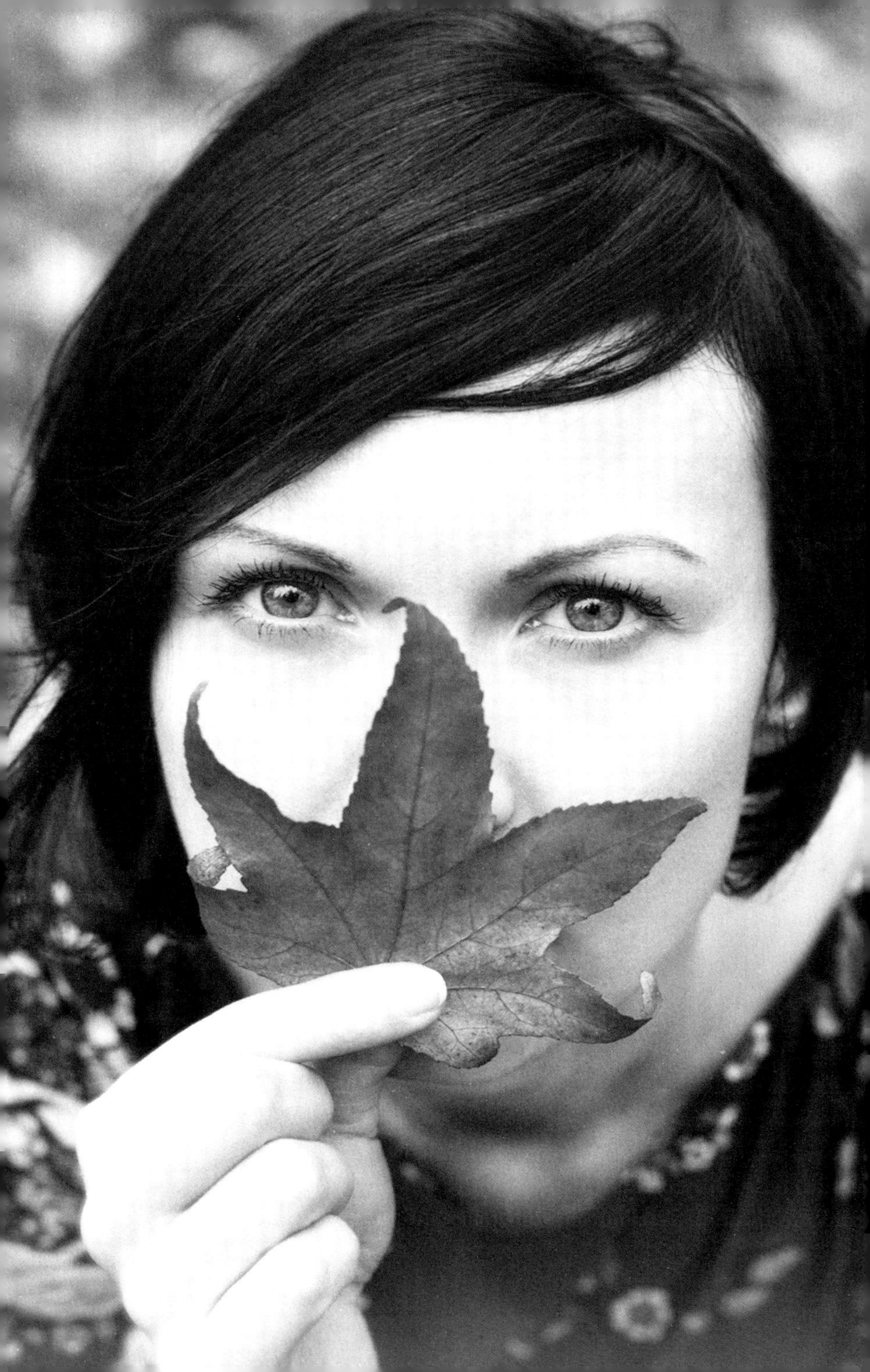

Flagge zeigen

Der Mensch ist keine Insel. Und so reagiert zwangsläufig das Umfeld, wenn sich jemand verändert. Aus dem ausgetretenen Pfad ausschert, plötzlich andere Gewohnheiten hat. Und dabei offensichtlich auch noch gesund wird! Gar nicht so einfach. Dieses Kapitel zeigt, wie man pikierten Psychologen, beleidigten Nachbarn und besorgten Verwandten Paroli bietet.

Gesund, entspannt und selbstbewusst

Viele Patienten berichten davon, dass ihre Heilung unmittelbar sichtbar wird: Sie haben 50 Kilo abgenommen, ihre Neurodermitis ist verschwunden, sie haben endlich lange und gesunde Haare bekommen. Dennoch *glauben* Ärzte, Freunde und Verwandte nicht, was sie sehen, und zweifeln den individuellen Weg der Heilung an. Mancher Arzt fühlt sich gar als Fachmann beleidigt, wenn die Krankheit sich nicht brav seiner Diagnose nach entwickelt. Freunde empfehlen trotz der sichtbaren Erfolge offensiv, vom neuen Lebensstil abzuweichen und zurückzukehren zu »gesundem Vollkorn« oder »weniger belastender Bewegung«. Zurück zur Herde, bitte! Eine eigentlich kränkende und deprimierende Erfahrung, mit der die meisten Betroffenen aber erstaunlich souverän umgehen.

> »Die Größe des Menschen liegt in dem, was er in der Erfahrung der Grenzsituation wird.«
>
> KARL JASPERS

Es ist einfach. Aber nicht leicht.

Ein Patient litt 25 Jahre (!) an Neurodermitis. Nach einer großen Blutanalyse füllte er seine Defizite auf und strich Kohlenhydrate weitgehend von seinem Speiseplan. Lief sich die Pfunde vom Leib bis zu einem Körperfettwert von 4 Prozent. Ergebnis: Nach drei Monaten war die Neurodermitis verschwunden. Komplett verschwunden. Für ihn eine Befreiung. Neues Lebensgefühl. Und wen interessiert's? Natürlich: keinen. Man will es nicht hören: »Wenn ich den Kollegen rate, doch mal die Kohlenhydrate einzuschränken oder gar wegzulassen, begegnet mir immer ein Aufschrei des Entsetzens. Denn obwohl es einfach ist, ist es nicht leicht.« Glänzende Beobachtung: Es ist zwar einfach, aber nicht leicht.

»Viele denken, ich spinne«

Die Euphorie nach den ersten erfolgreichen Schritten in Richtung Heilung ist für das soziale Umfeld offenbar schwer erträglich. Was steckt dahinter? Neid wahrscheinlich. »Da schafft einer etwas, das ich nicht schaffe? Das kann nicht sein, das darf nicht sein.« Eine ganz menschliche Reaktion.

Zum Glück gibt es zwei verschiedene Arten von Neid: Der eine ist aggressiv und missgünstig, der will den erfolgreicheren Kontrahenten am liebsten vernichten. Der andere ist großzügig und versucht, von den Erfolgreichen zu lernen. Dieser Neid ermutigt sogar. Und führt zurück zur germanischen Wortherkunft: »Neid war einmal der Nid, und das meinte Anstrengung, Wetteifer. Wem es gelingt, Neid in Nid zu verwandeln, auf den darf man in der Tat neidisch sein.« (Assheuer 2014).

Das gelingt leider vielen nicht. Lese ich im Forum. Da hat jemand die Freude am Laufen entdeckt, Hüftgold abgespeckt und seinen Diabetes gleich mit, da hat jemand seinen Schlaf wiedergefunden und will sein Glücksrezept am liebsten den ganzen Tag herausposaunen, aber »viele denken, ich spinne. Nun ja, man kann niemandem helfen, bei dem es nicht selbst KLICK im Kopf macht. Grüße an alle, Charly.«

Danke, Charly.

Ein anderer ungewöhnlicher junger Mann hat es fertig gebracht, sich in einer ausweglosen Situation durchzuboxen, eben doch den Weg zur Heilung zu finden. Zuerst: Immer wieder gebrochenes Schienbein. Dann: Bestzeit im Marathon (2:56 Stunden!). Das verdankt er letztendlich allein sich. Der junge Mann hat einen kleinen Fehler gemacht: Der hat's weitererzählt. Ich zitiere: »Das war nämlich in meiner Euphoriephase, in der ich am liebsten jeder und jedem erzählt habe, wie toll sich die Umstellung des Lebensstils auf das eigene Wohlbefinden auswirkt. Dass wir es selber in der Hand haben. Man muss nur einmal auf Ihre Internetseite schauen. Das Ergebnis kennen Sie besser als ich: Hohn und Spott sind noch das Angenehmste, was es zu ernten gibt.«

Genau. Mir müssen Sie zu diesem Thema gar nichts erzählen. Ich hab's Jahrzehnte eingesteckt. Wirklich entschuldigt hat sich bis heute niemand. Aber das ist wohl immer so.

Was ist mit »chronisch«?

Nein, das trifft nicht auf alle chronisch Kranken zu. Sicherlich nicht auf jene, die aktiv auf dem Weg der Heilung sind. Aber es gibt sie doch: die chronisch Kranken, die die Krankheit zum Teil ihrer Identität gemacht haben. Die keine Vorstellung mehr davon haben, wer sie selbst noch sind, wenn die Krankheit weg wäre. Die chronisch Kranken, die zwar leiden, aber wenn man ihnen den Ausweg zeigt … wenden sie sich ab. Trefflich beschrieben im Forum:

»Durch meine Hashimoto-Erkrankung (eine Autoimmunkrankheit der Schilddrüse) hatte ich vor meinem Besuch im Januar gelitten wie ein Hund. Seit Jahren plagten mich Hirndruck, massive Benommenheit, Unwirklichkeitsgefühle, Herzrasen mit dazugehörigen Angstattacken, Depressionen. Ich weiß ja nicht wirklich, was in meinem Körper passiert ist. An meinen Schilddrüsenmedikamenten wurde nichts verändert, aber ich garantiere Ihnen, dass diese Begleiterscheinungen verschwunden sind. Ich bin symptomfrei! Ich weiß nicht, ob Sie sich vorstellen können, was das für einen dramatischen Unterschied für mich und mein Leben bedeutet.«

Nun kannte die Dame sich in einem Hashimoto-Forum aus und hat selbstverständlich überglücklich von ihrer Heilung, ihrem Glück berichtet. Ahnen Sie, was jetzt kommt? Ihre Beiträge wurden gelöscht. Begründung: »Das klingt zu einfach, und du klingst zu euphorisch.«

Da werde ich nachdenklich: Will der chronisch kranke Mensch wirklich gesund werden? Meine Antwort heute: Nur manche haben die Kraft dazu und den Willen. Andere schleichen sich mit ihrer Krankheit »aus dem Rennen, in dem sich der Rest von uns befindet« schreibt Ronja von Rönne in ihrem bitteren Text *Warum ihr alle psychisch gestört seid* (*Die Welt,* 26.3.2015): Wer krank ist und sogar in die Klinik geht, der steht nicht mehr unter dem Erwartungsdruck der anderen, der darf völlig bekloppte Dinge tun wie »entspannt zwanzig Minuten über Kaffee mit oder ohne Milch nachdenken, und keiner verübelt es«.

Manch einer klinkt sich also aus. Nennt man »sekundärer Krankheitsgewinn«: Der Kranke bekommt Aufmerksamkeit und das Essen ans Bett. Manchmal hält ihn auch ein »tertiärer Krankheitsgewinn« in den Fesseln der Krankheit: Das passiert dann, wenn Angehörige und Freunde des Kranken derartig glücklich in ihrer Aufgabe als Helfer aufgehen, dass sie diesen Job gar nicht mehr loswerden wollen. Ungewöhnlich. Gibt es aber auch.

Wer viele Jahre lang krank gewesen ist, kann sich ein Leben ohne »seine« Krankheit manchmal kaum mehr vorstellen. Deshalb kommt es immer wieder vor, dass sich Patienten zwar eigentlich auf ihre Heilung konzentrieren wollen, mental dabei aber immer so auf ihre Krankheit fokussiert bleiben, dass sie diese damit letztendlich aufrechterhalten. Schwer zu fassen? Stimmt. Wer aus einer solchen Falle herauskommen will, der kann sich von einem guten Coach oder einem Therapeuten ein bisschen ansticheln lassen. Ärger kann helfen, zurückzukommen in den Alltag (Kappauf 2011, S. 203).

»Geben Sie der Krankheit nur den Raum, der notwendig ist. Die Krankheit ist nicht Ihr Leben!«

…… HERBERT KAPPAUF IN »WUNDER SIND MÖGLICH« …

33 schlagfertige Konter gegen blöde Sprüche

Flagge zeigen ist gar nicht so einfach. Die Zusammenhänge sind komplex, und aus dem Stegreif weiß man oft nicht zu erklären, warum nicht Schweinefleisch den Cholesterinspiegel hochtreibt, sondern Kohlenhydrate. Oder wie war das noch? Hier also 33 schnelle Antworten auf die häufigsten Fragen von verständnislosen Kollegen, Freunden und gegebenenfalls Schwiegermüttern.

1. Eiweißpulver ist reine Chemie.
Gutes Eiweißpulver besteht aus Hühnerei-, Milch- und Sojaprotein. Getrocknet, genauso wie Basilikumgewürz. Ist Basilikumpulver Chemie? Nein. Allerdings sind im Eiweißpulver manchmal auch Aromastoffe und Dickungsmittel enthalten, aber auch nicht viel mehr als in Vanillepuddingpulver.

2. Vitamin C wird sowieso über den Urin ausgeschieden.
Der menschliche Körper kann Vitamin C tatsächlich nicht in nennenswerten Mengen speichern, daher muss man das Vitamin ständig über die Nahrung und gegebenenfalls über Ergänzungsmittel zuführen. Der Körper nimmt sich dann, was er braucht. Der Rest wird tatsächlich über den Urin ausgeschieden. Na und? Zumindest ist man gut versorgt, das kommt selten genug vor.

3. Der Körper wird von Nahrungsergänzungsmitteln auf Dauer abhängig.
Er ist abhängig! Nicht explizit von Nahrungsergänzungsmitteln, aber von allen essenziellen Nährstoffen in der richtigen Menge. Da unse-

re Nahrung heute nicht alles liefert, was unser Körper braucht, sind Nahrungsergänzungsmittel unumgänglich. Entzugserscheinungen zeigen sich in Form von Krankheiten, von Erkältung über Herpes bis zu Krebs.

4. Ein Aminogramm braucht man nur bei seltenen Stoffwechselkrankheiten.
Das denken leider viele Laborärzte immer noch. Für mich klingt das ähnlich unklug wie »Vitamin C brauchen Sie nur, wenn Sie Skorbut haben«. Stoffwechselerkrankungen sind die Spitze des Eisberges, mit einem Aminogramm aber kann man den ganzen Berg sehen und erhält wertvolle Ergebnisse.

5. Fett macht Fett!
Kindergartenlogik! Kohlenhydrate machen fett. Sie werden zu Fettsäuren umgewandelt und in Zellen gespeichert. Fett hingegen macht dünn, das hat sogar die Mediziner der Charité überrascht, die MS-Patienten auf eine ketogene Kost gesetzt haben. Ca. 80 Prozent der täglichen Nahrungsmittel bestand aus gesunden Fetten, und alle Patienten haben abgenommen.

6. Vollkorn ist doch immer noch das gesündeste Essen.
Auch Vollkorn enthält zum Großteil Kohlenhydrate. Die machen dick, lassen Entzündungsreaktionen entstehen, führen auf Dauer zu Demenz. Vollkorn hat zwar mehr Ballaststoffe, Vitamine und Mineralstoffe als Weißmehl. Aber verglichen mit den Nährwerten von frischem Gemüse, gutem Fleisch, Eiern und saurem Obst schneidet Vollkorn schlecht ab. Insgesamt bringen Vollkorn-Lebensmittel dann doch mehr Probleme als Nutzen.

7. Laktoseintoleranz haben nur Leute, die sich das einbilden.
Laktoseintoleranz ist global gesehen der Normalzustand, ca. 70 Prozent der Menschheit verträgt keine Milch. Die Europäer haben sich über Jahrtausende an den Milchverzehr angepasst, bei den meisten (ca. 85

Prozent) funktioniert das milchaufspaltende Enzym, die Laktase, auch noch nach der Stillzeit. Übrigens kann auch die Störung der Darmflora durch Stress, Antibiotika oder Infektion zu einer vorübergehenden Laktoseintoleranz führen.

8. Fleisch ist krebserregend.

Fleisch ist ein wertvoller Protein- und Eisenlieferant, sehr gesund also. Aber Finger weg von billigem Industriefleisch! Denn Tiere, die einen Stall nur von innen sehen und möglichst schnell und billig ihr Schlachtgewicht erreichen müssen, sind natürlich krank. Und wer dieses kranke Fleisch in großen Mengen verzehrt, braucht sich nicht zu wundern, wenn er auch krank wird.

9. Wer sich abwechslungsreich ernährt, der kann gar keine Mangelerscheinungen haben.

Selbst mit viel Gemüse, etwas Obst, gesundem Fleisch und Fisch bekommen wir nicht alle Nährstoffe, die wir brauchen. Grund sind die Böden, sie sind ausgelaugt. Wenn die Pflanzen schon nicht bekommen, was sie brauchen, dann bekommen es die in der Nahrungskette folgenden Esser erst recht nicht. Bei uns ist Selen im Boden Mangelware, das Wasser zu arm an Lithium.

10. Leben ohne Brot und Nudeln? Unmöglich. Was soll ich denn dann überhaupt noch essen?

Das geht sehr wohl, und zwar bestens! Gemüse, Salat, Fleisch, Fisch, Eier, Hülsenfrüchte, Nüsse, daraus kann man Tausende schmackhafte Gerichte zaubern. Der Körper braucht nur ganz wenige Kohlenhydrate, beispielsweise für die Schleimhäute. Und diesen Bedarf kann der menschliche Organismus sogar selbst decken, indem er andere Stoffe in Kohlenhydrate umwandelt.

11. Etwas Gesünderes als Obstsalat gibt es nicht.

Stopp! Obst enthält sehr viel Fruktose. Und auch Fruktose gehört zu den schädlichen Kohlenhydraten. Fruktose wird vorwiegend in der Leber verstoffwechselt und belastet das Organ stark. Mit der Leber sollten wir nicht leichtsinnig umgehen, sie ist eines der wichtigsten Organe für die Gesundheit.

12. Veganer leben maximal gesund.
Veganer fühlen sich oft moralisch überlegen. Leider schaden sie sich selbst. Veganismus führt zu Nährstoffmangel, wenn nicht genau aufgepasst und ergänzt wird. Leider macht das fast kein Veganer. Die wenigsten Veganer sind mit Proteinen ausreichend versorgt, zum Nachteil des Immunsystems und der Zellerneuerung. Auch haben sie oft traurig niedrige Vitamin-B_{12}-Werte, was unter Umständen sogar zu Demenz führen kann.

13. Zwei Mal pro Woche 20 Minuten auf dem Crosstrainer, das reicht.
Reicht vielleicht, um das schlechte Gewissen zu beruhigen. Gesundheit beginnt bei täglich 30 bis 45 Minuten Sport. Bestehend aus einer Mischung von Kraft- sowie Ausdauertraining und kurzen maximalen Belastungen. So verbrennen wir die restlichen Kohlenhydrate und schalten die Genschalter für ein gesundes Immunsystem ein.

14. Zu viel Lauftraining macht die Gelenke kaputt.
Genau das Gegenteil ist der Fall. Bewegungsmangel schadet. Das können viele LKW-Fahrer bezeugen. Sie haben fast alle kaputte Knie, da ihre Beine über Stunden in einem bestimmten Winkel verharren. Bewegung hingegen fördert das Knorpel- und Knochenwachstum, regt die Stoffwechselabläufe an, das Gewebe wird so besser mit Nährstoffen versorgt.

15. Zum Laufen habe ich keine Zeit.
Keine Zeit gibt es nicht. Jeder hat für das Zeit, was ihm wichtig ist. Viele Topmanager sind Marathonläufer, und deren Erfahrung zeigt sogar das Gegenteil. Sie haben mehr Zeit, sie organisieren sich besser, sind konzentrierter, arbeiten effektiver.

16. Ich kann doch morgens nicht aus dem Haus.
Reine Gewohnheit. Am Anfang fällt es vielleicht etwas schwer, besonders wenn es im Winter noch dunkel ist. Nach einigen Monaten jedoch fehlt uns etwas, wenn wir an einem Morgen nicht rausdürfen, selbst bei eiskaltem Nieselregen. Babys lassen sich übrigens im Jogger mitnehmen. Und zur Not tut's auch Training zu Hause auf dem Trampolin oder Trimmrad.

17. Krafttraining im Fitnessstudio ist nur etwas für Bodybuilder.
Krafttraining ist gesund. Besonders wenn Sie es regelmäßig an die schmerzende Grenze schaffen. Denn das ist einer der stärksten Reize für die Hirnanhangdrüse. Sie produziert daraufhin viel mehr Wachstumshormone als gewöhnlich. Das ist Ihr natürlicher Jungbrunnen.

18. Schmerzen im Knie? Da muss man sich operieren lassen.
Operationen sind massive Eingriffe. Es wird geschnitten, gehobelt, gespült. Danach wird ein Gelenk nie wieder so funktionieren wie zuvor. Das ganze System ist eben komplex, filigran, anfällig. Bei Schmerzen helfen fast immer die richtige Bewegung, Krafttraining und wenn nötig Abspecken.

19. Beim Marathon kann man tot umfallen.
Stimmt, in sehr seltenen Ausnahmen kommt es bei Marathons zu Todesfällen. Wenige. Übrigens kommt das auch in Bussen, in Büros und vor allem zu Hause vor. Durch richtiges Training gut vorbereitet und während des Laufes mit genügend Flüssigkeit und Elektrolyten versorgt, ist ein Marathonlauf sehr ungefährlich.

20. Ohne Medikamente wird man keine Krankheit los.
Richtiger wäre: Mit Medikamenten wird man nur wenige Krankheiten los. Die meisten Medikamente reduzieren die Symptome, verändern aber nicht das grundlegende Problem. Ausgenommen natürlich Antibiotika und Co. Das sind Wunderwaffen gegen bakterielle Infektionen. Gesund werden Sie mit einem gesunden Lebensstil.

21. Ärzte haben wenig Zeit. Da kann man nichts machen.
Auch ein Arzt setzt Prioritäten. Sind ihm seine Patienten wichtig, dann hat er Zeit für sie. Will er möglichst schnell möglichst viel verdienen, heißt seine Priorität Geld und nicht Patient, dann verbringt er sicherlich weniger Zeit mit jedem einzelnen.

22. Wenn die Psyche krank wird, braucht man Psychopharmaka.
In einer ganz schweren Krise können Psychopharmaka durchaus hilfreich sein. Langfristig nicht. Die Psyche ist nicht in Stein gemeißelt, auch sie verändert sich ständig. Ihr helfen Bewegung, die richtigen Nährstoffe, Achtsamkeitsübungen, liebevolle Kontakte und das Umlernen bestimmter Verhaltensmuster.

23. Depression ist erblich.
Seit der Entdeckung der Gene unterliegen wir einem großen Missverständnis. Nicht die Gene bestimmen uns, wir bestimmen die Gene. Es gibt zwar Gene, die mit einer Depression in Verbindung gebracht werden, aber wie aktiv diese Gene sind, das entscheiden Sie. Und zwar mit Ihrem Lebensstil, also Ihrer Ernährung, Ihrer Bewegung, Ihren Gedanken.

24. Krebs ist auch erblich. Da kann man nichts machen.
Ebenfalls falsch. Nur wenige Krebserkrankungen treten familiär gehäuft auf. Daher fehlt dieser Aussage die statistische Beweiskraft. Der Lebensstil ist viel entscheidender für die Entstehung von Krebs. Und manchmal erkrankt jemand an Krebs, ohne dass es eine Erklärung dafür gibt. Das ist Teil des Lebens.

25. Auch Übergewicht ist erblich. Wer das in den Genen hat, kriegt es nicht weg.
Das Einzige, was hier »vererbt« wird, sind schlechte Essgewohnheiten. Viele Menschen ernähren sich unreflektiert so, wie es ihre Eltern getan haben. Manchmal verschlechtern sich die Essgewohnheiten sogar weiter, weil neue Convenience-Produkte, zuckersüße Fruchtsäfte und

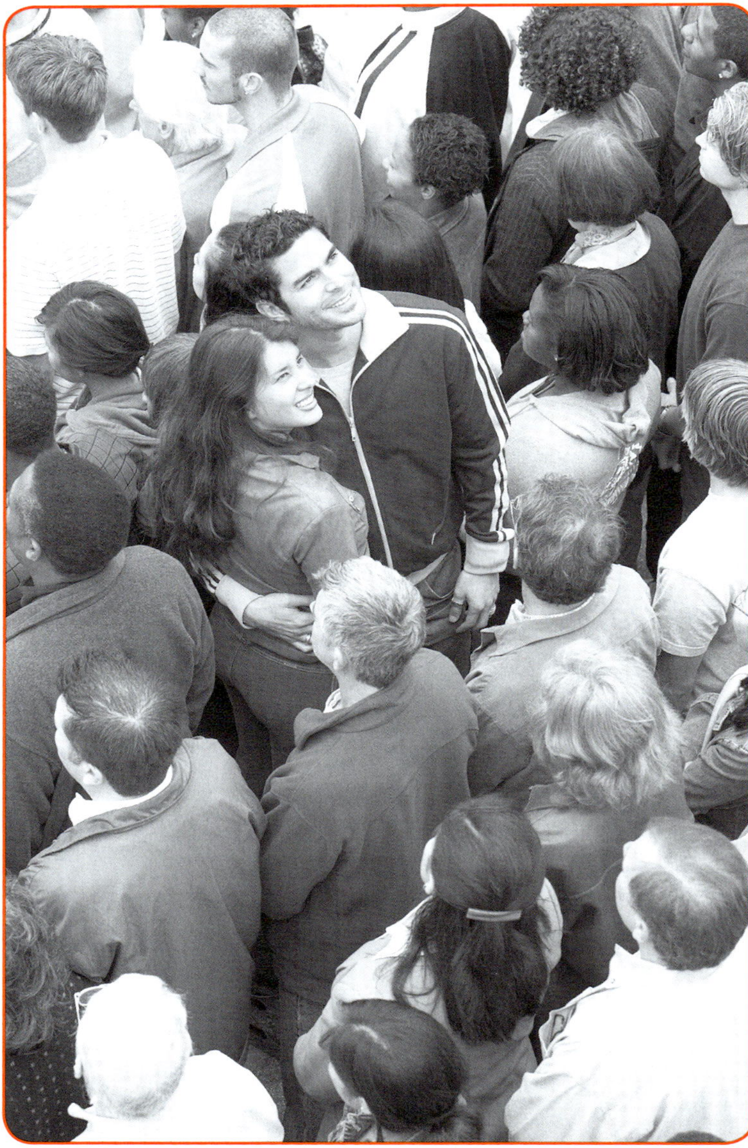

Manchmal muss man sich auch gegen den Strom stemmen, damit man sein Ziel nicht aus den Augen verliert.

Donuts immer mehr Mägen erobern. Ein gesundes Essverhalten kann jeder erlernen, die Gene sind dabei egal.

26. Spiritualität ist etwas für Leute mit zu wenig Realitätssinn.
Zugegeben, in der spirituellen Szene versammelt sich viel Abstruses; leere Worthülsen werden teuer verkauft. Andererseits gibt es aber auch jahrtausendealte spirituelle Traditionen voller Weisheit. Die Huna-Religion, der Zen-Buddhismus oder die Veden verfügen über ein enormes Wissen, mit dem man das tägliche Leben freudiger und einfacher gestalten kann.

27. Wenn du krank geworden bist, hast du irgendetwas in deinem Leben falsch gemacht.
Das kann sein, vielleicht falsch gegessen oder zu wenig bewegt. Muss aber nicht sein! Das Leben ist viel komplexer, als wir es uns vorstellen können. Nicht immer führt A zu B, sondern oft auch anderswohin. Warum, das weiß man nicht. Wenn Sie krank sind, hilft es mehr, nach vorne zu schauen, die Krankheit zu akzeptieren, einen Weg der Heilung zu finden. Das Suchen nach Fehlern deprimiert, bringt daher der Heilung wenig.

28. Alles passiert aus einem guten Grund. Auch Krankheiten.
Die Frage ist nur, was ein guter Grund ist. Eine Bestrafung ist ganz bestimmt keiner! Alles, was uns in unserem Leben zustößt, können wir als Chance ansehen. Wir können lernen, mit sehr schwierigen Situationen souverän umzugehen, wir können persönlich wachsen, wir können glückliche Momente auch in den schwierigsten Zeiten finden.

29. Heilung ist machbar. Wenn man fest genug daran glaubt.
Schon die Araber sagten: »Binde dein Kamel gut an *und* bete, damit es nicht gestohlen wird.« Der Glaube hilft, motiviert, gibt Halt, aber wir müssen auch handeln. Beten alleine reicht nicht. Und selbst wenn wir alles getan haben und fest an eine Heilung glauben, gibt es keine Garantie. Der Weg der Heilung kann lang sein und voller Umwege. So ist das eben.

30. **Wenn du gesund werden willst, musst du gegen dich selbst mit brutaler Härte vorgehen.**
Auf ein Übermaß an Härte gegen sich selbst folgen ein verhärteter Körper und Geist. Ist das gesund? Nein. Disziplin in richtigem Maß – ja. Aber bitte auch: Sorge um sich selbst, ein gutes Gefühl für den eigenen Körper, damit wir ihm geben können, was er braucht. Emotionale Unterstützung von der Familie und von Freunden, Muße, Meditation, das alles hilft auf dem Weg der Heilung.

31. **Wer sich helfen lässt, der zeigt Schwäche.**
Die Vorstellung, dass der Rat eines Arztes, eines Heilpraktikers, eines Therapeuten oder eines Coaches ein Anzeichen von Schwäche sei, hat mit einer langen Tradition des Verbergens zu tun. Verbergen verändert aber nichts. Wer sich der eigenen Veränderung stellt, macht Schluss mit dem Versteckspiel. Offenheit hilft bei der Heilung.

32. **Der Arzt hat immer recht. Der Arzt weiß alles über deine Krankheit.**
Ärzte sind keine allwissenden Halbgötter in Weiß. Sie irren genauso wie Finanzbeamte, kennen sich in einigen Fachgebieten so wenig aus wie der Musiklehrer im Biologieunterricht. Vieles, was sie im Studium gelernt haben, ist entweder von der Pharmaindustrie beeinflusst oder nicht mehr aktuell. Nur wenige Ärzte sind mit den neuesten Forschungsergebnissen vertraut.

33. **Du hast deine Krankheit alleine bekommen, jetzt musst du sie auch alleine durchstehen.**
Naturvölker sehen das ganz anders. Dort wird eine Krankheit immer als eine Schieflage des ganzen Clans gesehen. Daher kümmern sich alle darum, dass es dem Kranken wieder besser geht. Langsam erkennt man solche größere Zusammenhänge auch bei uns. Burnout beispielsweise kann die Antwort auf einen ungesunden Lebensstil sein, das Arbeitsumfeld und sogar die politische Großwetterlage inbegriffen. Heilung ist daher streng genommen nur möglich, wenn sich die Verhältnisse ändern.

AUF EINEN BLICK

Schritt sechs erfordert eine Menge Kraft: Jetzt gilt es, für die eigenen Entscheidungen einzustehen und sie nach außen zu verteidigen. Das gelingt umso besser, je besser wir unser »Ja!« zu genetisch korrekter Ernährung, zu gesunder Bewegung und aufgeräumtem Denken durchdacht haben. Und je schneller wir bei dummen Sprüchen kluge Konter aus dem Ärmel schütteln. Grundsätzlich aber gilt: Kümmern wir uns zuerst einmal um die eigene Heilung. Diese Aufgabe allein ist schon so groß und wichtig, dass die Missionierung der Mitmenschen getrost warten kann.

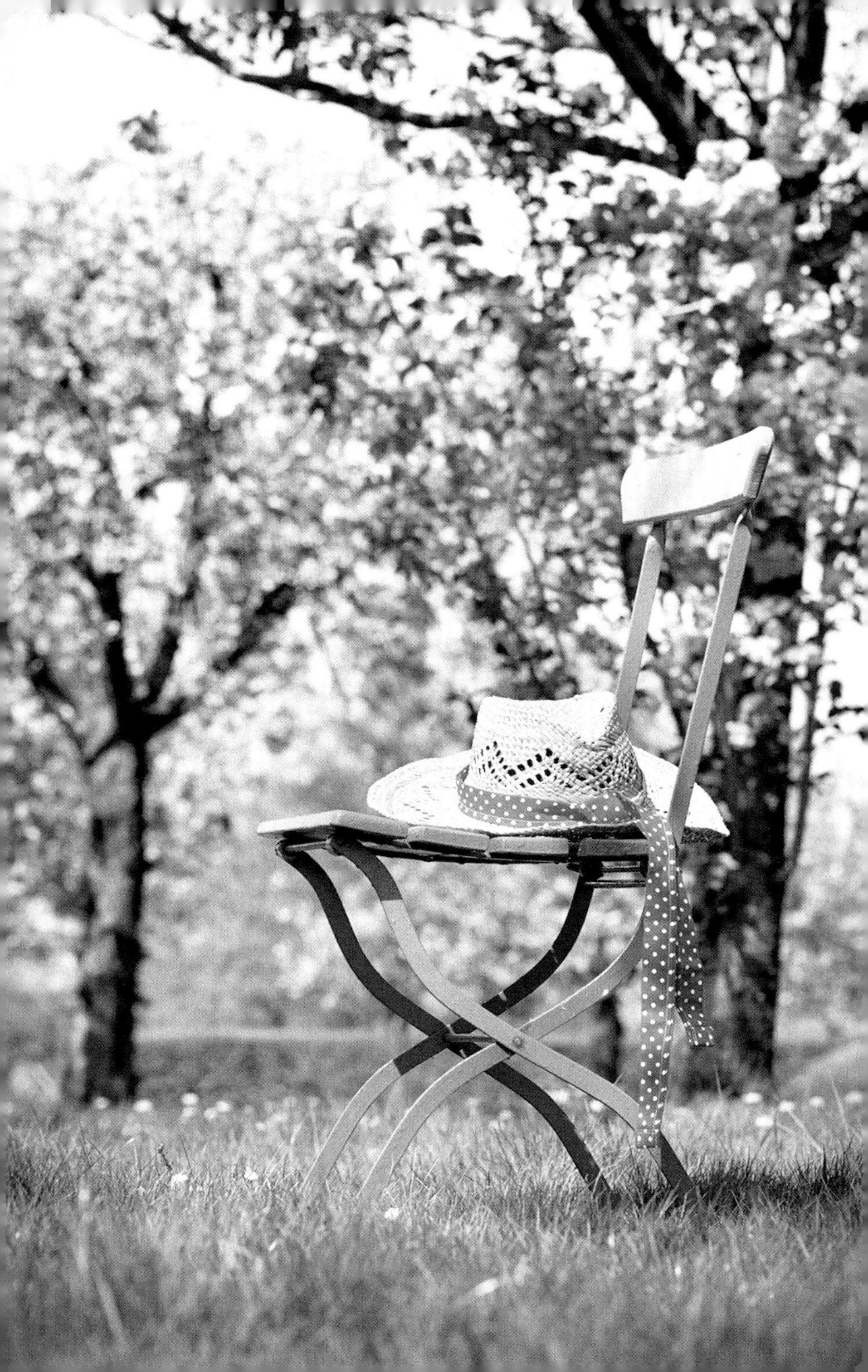

Ankommen

Sie sind auf dem Weg der Heilung ein gutes Stück weitergekommen. Vielleicht sogar angekommen. Gesund geworden. Chapeau! Oder Sie haben sich damit arrangiert, dass der Mensch »aus krummem Holz gemacht ist«. Leben nicht mehr gegen Ihre Krankheit, auch nicht trotz Ihrer Krankheit, sondern eben damit. Schließlich kann man auch mit Diabetes Typ 1 Weltmeisterin im Kickboxen werden. Oder ein anderes schönes Leben leben. Eines, das endlich passt.

Wie es weitergeht

Wieder gesund sein – das heißt: Wir haben uns verändert. Grundlegend. Vor der Krankheit hatten wir keine Ahnung, was es heißt, die eigene Zerbrechlichkeit erlebt zu haben. Den eigenen Tod, ein bisschen zwar erst, aber genug, um die Welt mit anderen Augen zu sehen. Was wichtig ist und was nicht, das lässt sich nach einer überstandenen Krankheit viel leichter unterscheiden. Insofern kann uns eine überstandene Krankheit helfen, den richtigen Weg zu finden.

Wieder gesund sein – das heißt: Ein neues Bild von sich selbst haben. Die immensen Heilungskräfte des eigenen Körpers, des eigenen Ichs haben sich souverän durchgesetzt und ihre Schlagkraft ganz unverhüllt zur Schau gestellt. Manch einer wundert sich über die eigene Kraft. Und darüber, dass ihm mit dem Rücken zur Wand stehend ganz andere Dinge wichtig werden, dass er selbst ein anderer ist als gedacht. Wir haben die Chance und die Fähigkeit, das Bild von uns selbst immer wieder neu zu entwerfen. Was oft nicht dazu gesagt wird: Um diesen Job kommen wir auch nicht herum.

Wieder gesund sein – das heißt aber auch: Die Welt hat sich nicht verändert. Sie ist immer noch unübersichtlich und ungerecht, unsicher und unverständlich, komplex bis zur Unerträglichkeit. Es ist gesund und normal, davon angekratzt zu sein, wenn man nicht mit völliger Blindheit geschlagen ist. Es ist klar: Wir lösen die Konflikte in der Welt nicht mit perfekten Blutwerten im Inneren und optimalem Fettgehalt an der Bauchseite. Wir sind vielleicht nur ein bisschen gegen die Welt gewappnet.

Wieder gesund sein – das kann heißen: Plötzlich wütend sein. Dass Patienten nach ihrer Heilung Zorn im Bauch haben, das passiert bei mir in der Praxis jeden Tag. Höre ich von Ihnen persönlich. Bekomme ich auch per Brief. Lakonisch. Bitter.

»In einer idealen Welt würde in Kinderwunschzentren zuerst ein Vitamin-Nährstoffmangel des Paares ausgeschlossen werden.«

Das schrieb mir eine junge Frau, die sich von einer verzweifelten »Kranken« in eine glückliche Mutter verwandelt hat. Sie verstehen schon: Kinderwunsch erfüllt. Endlich. Und das nach langer Zeit. Nach einer Odyssee von Arzt zum Spezialisten, vom nächsten Spezialisten zum Kinderwunschzentrum, von Untersuchung zu Untersuchung, von Hormonbehandlung zu einer weiteren Hormonbehandlung. Es war wie so oft: Geholfen hat nichts. Gar nichts. Weil sich die Universitätsmedizin hierzulande zu fein ist, weil sie zu überheblich geworden ist, um sich noch auf die naturwissenschaftliche Basis zu besinnen. Auf unsere ärztliche Ausbildung zum Beispiel in Biochemie. Auf das Grundwissen um essenzielle Substanzen.

Ja, wäre die junge Dame ein Auto gewesen: Dann wäre selbstverständlich nachgeguckt worden. Sind alle Zündkerzen da? Ist die Batterie gefüllt? Ist genügend Öl vorhanden? Da hätte man dieses Basiswissen eines Automechanikers selbstverständlich angewandt. Nur nicht bei Mitmenschen. Da wird gleich drei Stufen höher mit Hormonen geschossen. Da werden Spritzen gegeben. Da werden geniale Tricks angewandt. Statt Vitamine und Proteine zu geben. Ergebnis: siehe oben. Da ist man also zu fein. Letztendlich zu fein, um zu heilen. Die junge Mutter hat allen Grund dazu, stinksauer zu sein.

Gut, wenn der Zorn umgewandelt werden kann in Aktionen, die anderen Menschen helfen: Da gründet die Mutter von einem Kind, das von der Schulmedizin nicht geheilt werden konnte, ein Netzwerk für andere betroffene Eltern. Da werden Aufklärungskampagnen gestartet, Spenden gesammelt, Selbsthilfegruppen und Vereine gegründet. So kann die eigene Trauer über das verlorene Kind, über die vielen verpassten Jahre umgebogen werden zu einer guten Aufgabe, die wieder Sinn ins Leben bringt.

Disziplin feiern

Heil geworden sein – das kann auch heißen, neue Energie dosieren lernen. Viele berichten nach ihrer Heilung davon, dass sie ungeduldig oder sogar »aggressiv« auf ihre Umwelt wirken, weil sie mit ungewohnter Schärfe Zusammenhänge wahrnehmen, die sie vorher nicht sehen konnten. Oder aber vor denen sie zuvor die Augen verschlossen hatten.

Ja: Low Carb und mehr noch No Carb können aggressiv machen. Aber: *So what?* Manch einer von Ihnen ist gesund geworden, weil er sich nichts mehr hat gefallen lassen. Von seinem Chef nicht, von seiner Familie nicht – und von seinem eigenen Schweinehund auch nichts mehr.

Wir reden heute gerne über Harmonie, über Balance, über Achtsamkeit gegenüber sich selbst. Vor meinem inneren Auge sehe ich dann immer Singen und Klatschen mit Seidentuch, Sofa und selbst gemachter Häkelmütze. Kann man alles machen. Ist aber nur die eine Seite der Medaille. Auf der anderen Seite steht eine gesunde Härte gegen sich selbst. Viktor Frankl hat gesagt: »Ich muss mir von mir selbst nicht alles gefallen lassen.« Richtig. Wir können den Satz noch weitertreiben: Es wäre geradezu dumm, sich von sich selbst alles gefallen zu lassen. Das Leben wird leichter, gesünder, glücklicher, wenn wir unsere geradezu grenzenlose Freiheit hierzulande freiwillig einschränken. Sparta und Askese, Sorge um sich selbst und Abwehr von Unfug aller Art. Ein wirksames Rezept.

Glück lässt sich nicht erzwingen. Es braucht Disziplin und Konzentration. Natürlich gibt es Menschen, die vom Gegenteil überzeugt sind. Die glauben, dass Erfolg eben doch Glückssache sei. Diese Sicht der Dinge wird Ihnen jeder bestätigen, der lieber nichts tut und auf seinen Lottogewinn wartet. Und? Kommt der dann auch? Nö. Also:

Jetzt aufstehen. Jetzt Schuhe an. Jetzt loslaufen. Jetzt.

Ein Hinweis, den übrigens auch schon ein gewisser Herr Nietzsche gegeben hat. Nicht ohne Ärger über »die ausgekochten Fleische, die fett und mehlig gemachten Gemüse; die Entartung der Mehlspeise zum Briefbeschwerer«, die ihn bis zu seinen »reifsten Jahren« geärgert haben. Das aber hatte er irgendwann durchschaut und geändert und setzt noch eins drauf:

> **»So wenig wie möglich sitzen; keinem Gedanken Glauben schenken, der nicht im Freien geboren ist und bei freier Bewegung – in dem nicht auch die Muskeln ein Fest feiern.«**
>
> FRIEDRICH NIETZSCHE

Nur wenn Ihre Muskeln also ein Fest feiern, nur dann können Sie … vernünftig denken. Meint Friedrich Nietzsche. Wissen Sie was?

Auch hier hat er recht. Disziplin ist ein Fest.

Demut – mit Betonung auf »Mut«

Es gibt viele, viele kluge Ärzte, Physiologen, Leistungssportler in Deutschland, die sich – selbstverständlich – immer mit den gleichen zentralen Themen herumschlagen. Mit dem Gesamteiweiß. Das einfach nicht ansteigen will. Obwohl der Patient beteuert:

»Ich mache doch alles richtig!«

Mit diesem Sätzchen kann man mich in 0,3 Sekunden zur Weißglut treiben. Es sind diese beiden Wörtchen: »alles« genauso wie »richtig«. Ein Wunschtraum. Weil es sie nicht gibt, die eine Heilungsweltformel für alle. Kann es nicht geben. Genauso wenig wie das Gegenteil: die falsche Weltformel der Ungläubigen. Gibt es nicht. Weil es so einfach nicht ist. »Alles richtig« heißt auf griechisch *orthos.* Mag ich nicht. Ist mir zu arrogant.

Demut ist vonnöten auf dieser Welt. Aufmerksamkeit für die Einzigartigkeit, für die Besonderheit des Einzelfalls. Nur für Sie also. Deshalb werden Sie aus meinem Mund niemals das Wort »orthomolekulare

Medizin« hören. Der Anspruch ist mir zu hoch. Ich kann nur »molekulare Medizin«.

Demut lernt ein Arzt, jeder Arzt sehr rasch. Demut vor der Realität. Demut davor, dass der Weg zur Heilung zwar einfach ist, aber eben doch nicht leicht. Umso größer die demütige Verbeugung vor den unbändigen Selbstheilungskräften des Körpers, wenn der Patient gesund geworden ist. Sogar nach einem schweren Infarkt. Sogar nach Krebs. Wie Vera Sandberg im zweiten Jahr nach Brustkrebsdiagnose und Heilung eindrucksvoll ehrlich formuliert: »Alle Gefühle haben eine andere Farbe bekommen. Dominierend ist Dankbarkeit. Neu ist Bescheidenheit. Ein bisschen Scham ist dabei, dass es andere viel schwerer getroffen hat, dass ich glimpflich davongekommen bin. Allgegenwärtig ist Angst. Nicht Panik, es ist wie eine leise Endlosmelodie.« (Sandberg 2009).

Es braucht Mut, sich für eine Behandlung zu entscheiden. Mut, Fehler zu machen, weil es kein »orthos« gibt. Mut, weiterzuleben, auch wenn andere es vielleicht nicht schaffen.

Dankbarkeit teilen

Dankbarkeit für die eigene Heilung. Für das, was jetzt noch geht im Leben, trotz allem. Für die Jahre, die noch geblieben sind. Die Momente mit dem Partner, der Partnerin, den Kindern und den Enkelkindern. Für die Möglichkeit, mit bloßen Füßen durch nasses Gras zu laufen und die Sonne aufgehen zu sehen. Pure Dankbarkeit. Unbeschreiblich.

Das gilt selbstverständlich auch für mich. Wenn man in sich hineinfragt, dürfte das wohl der Hauptgrund dafür sein, dass ich mit 72 noch am Schreibtisch sitze. Jeden Morgen um 6 Uhr. Und dann passiert es eben. Mit zunehmender Häufigkeit. Rückmeldungen, die einen bis tief in die Seele strahlen lassen. Eine solche Rückmeldung habe ich erstmals in Gold gerahmt. Und über meinem Schreibtisch aufgehängt. In dem Brief ist alles enthalten. Glück, Gewissheit, Zuversicht, Dankbarkeit, etwas ganz Liebes. Weil ich auch immer blinzeln muss, wenn ich den Text wieder und wieder lese, schreibe ich ihn wörtlich ab. Jetzt kommt's also. Im Goldrahmen:

»Sehr verehrter Herr Dr. Strunz, ein spätes und demütiges Dankeschön für Ihre grandiose Heilkunst. Durch (massive) Vitamin- und Mineralieneinnahme und eine Ernährung ohne Kohlenhydratmast lebe ich trotz MS-Diagnose seit meinem Besuch bei Ihnen im Januar 2014 schubfrei. Unbeschreibliches Glücksgefühl. Tag für Tag. Und das größte Geschenk: Alle Symptome des Schubes vom Oktober 2013 (taubes Bein und Kribbelgefühl in der Hand) haben sich vollständig zurückgebildet (laut Schulmedizin ausgeschlossen). Neulich wurde ich gefragt, welches Bein taub gewesen ist. Ich konnte diese Frage schlicht und ergreifend nicht beantworten und musste erst den Arztbrief konsultieren. Ist das nicht großartig?! In den News haben Sie mich zitiert, und es ist bei der ›Weltsensation‹ geblieben: Ich spüre nichts mehr von der Krankheit und verdanke Ihnen nichts weniger als mein Leben. Dankeschön!«

Nein, nein. Sie verdanken Ihr Leben sich selbst. Sie waren es ja, die nach Roth gefahren sind, die sich mit Ernährung und Bewegung auseinandergesetzt haben, mit Meditation und Weltsensation. Ich bin es, der sich bedanken darf. Weil ich diesen Brief möglicherweise einmal vorzeigen möchte. Vor dem da oben, vor dem mit dem Bart. Dann, wenn er mich fragend anblickt und: »Na?« sagt.

Durchbruch zum Leben

Selbstheilung funktioniert. Ja. Trotzdem kann etwas zurückbleiben. Eine kleine Einschränkung in der Bewegungsfreiheit nach einem schweren Unfall. Ist fast normal. Ein leichtes Ziehen in der Brust nach einer Strahlenbehandlung. Auch normal.

Alles kein Grund, sich anzustellen. Der Mensch kann eine Menge wegstecken und trotzdem fröhlich weiterleben. Wie dieser junge Mann nach einer Querschnittslähmung. Eines Tages hatte er beschlossen, weder zu heulen noch die Wand anzustarren, sondern »trotz allem das Gute am Leben zu sehen«: »Freunde zu treffen, in Parks und Clubs zu gehen, Menschen kennenzulernen. Ich weiß, meinen Körper kriege ich nicht zurück. Aber das Zwischenmenschliche – das ist letzten Endes vielleicht viel wichtiger.« Was ist da passiert? Der junge Mann hat aufgehört, um sich selbst zu kreisen. Hat wieder nach draußen geguckt. In die Welt, wo die anderen sind. Und leben.

Wie auch immer es Ihnen nach Ihrer Heilung geht. Wer auch immer Sie jetzt sind. Was auch immer Sie jetzt tun wollen: Tun Sie es. Tun Sie das, was jetzt noch geht. Oder was endlich wieder geht:

Sich selbst erlauben, man selbst zu sein.

Literatur

Achtziger A., Gollwitzer P.M., Sheeran P. Implementation intentions and shielding goal striving from unwanted thoughts and feelings. *Personality and Social Psychology Bulletin.* 2008; 34: 381–393.

Albrecht H. Regeneration – Heilung, die von innen kommt. *Die Zeit.* 25.07.2011; Online unter: http://www.zeit.de/2011/30/M-Selbstheilung

Assheuer T. Ohne geht es nicht. Den Neid werden wir nicht los. *Die Zeit/Zeit Campus.* 10.06.2014; Online unter: http://www.zeit.de/campus/2014/04/neid-konkurrenz-eifersucht-leistung/komplettansicht

Avena N.M., Rada P., Hoebel B.G. Evidence for sugar addiction: Behavioral and neurochemical effects of intermittent, excessive sugar intake. *Nerosci Biobehav Rev.* 2008; 32(1): 20–39

doi: 10.1016/j.neubiorev.2007.04.019

Béliveau R., Gingras D. *Krebszellen mögen keine Himbeeren. Nahrungsmittel gegen Krebs. Das Immunsystem stärke und gezielt vorbeugen.* München: Goldmann; 2010

Bittman B.B. et al. Composite effects of group drumming music therapy on modulation of neuroendocrine-immune parameters in normal subjects. *Altern Ther Health Med.* 2001;7:38–47

Blech J. Wundermittel im Kopf. Der Spiegel 2007;6 Online unter http://www.spiegel.de/spiegel/spiegelspecial/d-53533410.html

Blech J. *Gene sind kein Schicksal.* Frankfurt am Main: Fischer Verlag; 2010

Böschemeyer U. *Worauf es ankommt. Werte als Wegweiser.* München: Piper; 2014 (7. Auflage)

Bucher, A.A. *Psychologie der Spiritualität.* Weinheim: Beltz; 2014

Csikszentmihalyi M. *Flow im Beruf. Das Geheimnis des Glücks am Arbeitsplatz.* Stuttgart: Klett-Cotta; 2004

Deuse U. Mind-Body-Medizin in der niedergelassenen Praxis und der Prävention. In: Dobos G, Paul A (Hrsg.). *Mind-Body-Medizin. Die moderne Ordnungstherapie in Theorie und Praxis.* München: Urban und Fischer; 2011: 215–228

Dobos G., Paul A. (Hrsg.). *Mind-Body-Medizin. Die moderne Ordnungstherapie in Theorie und Praxis.* München: Urban und Fischer; 2011.

Esselstyn C.B. *Essen gegen Herzinfarkt.* Stuttgart: Trias Verlag; 2015

Flaßpöhler S. Und was, wenn die Wunde niemals heilt? *Philosophie Magazin.* 2015;2:62–67

Früchtl J. Mein Selbstbild. *Philosophie Magazin.* 2014;4: 46–51

Gøtzsche P.C. *Tödliche Medizin und organisierte Kriminalität. Wie die Pharmaindustrie unser Gesundheitswesen korrumpiert.* München: Riva Verlag; 2014

Grams H.A. Arzthaftungsrecht: Die Relevanz medizinischer Leitlinien nimmt zu. *Dtsch Arztebl.* 2005; 102(12): A-814 / B-687 / C-640

Herzog W., Longino D., Clark A. The role of muscles in joint adaptation and degeneration. *Langenbeck's Archives of Surgery.* 2003; 388(5):305–315

Hönigl D. Lachen in der Psychotherapie. Die unterschiedlichen Facetten von Witz und Humor. *Imagination.* 2011;2:35–46

Jacobsen J.A. et al. To bind zinc or not to bind zinc: An examination of innovative approaches to improved metalloproteinase inhibition. *Biochimica et Biophysica Acta (BBA) – Molecular Cell Research.* 2010;1803(1)72–94 DOI:10.1016/j.bbamcr.2009.08.006

Johansson I. et al. The marine n-3 PUFA DHA evokes cytoprotection against oxidative stress and protein misfolding by inducing autophagy and NFE2L2 in human retinal pigment epithelial cells. *Autophagy.* 2015;11(9):1636–1651. DOI: 10.1080/15548627.2015.1061170

Kale M. et al. Trends in the Overuse of Ambulatory Health Care Services in the United States. *JAMA Intern Med.* 2013;173(2): 142–148

Kämmerer U., Schlatterer C., Knoll G. *Ketogene Ernährung bei Krebs.* Lünen: Systemed Verlag; 2014

Kappauf H. *Wunder sind möglich. Spontanheilung bei Krebs.* Freiburg: Kreuz Verlag; 2014 (2. Auflage)

Korb A. *The Upward Spiral: Using Neuroscience to Reverse the Course of Depression, One Small Change at a Time.* Oakland: New Harbinger Publications; 2015

Kutter S. Die Macht der Placebos. *Wirtschaftswoche.* 18.11.2009

Kross E. et al. Self-Talk as a Regulatory Mechanism: How You Do It Matters (Abstract). *Journal of Personality and Social Psychology.* 2014;106(2):304–324.

Legros M. Durchbruch zum Anderen? *Philosophie Magazin.* 2015;3:46–49

Lewitan L. Der Tod hat auch einen Zauber. Interview mit Tamara Dietl. *Die Zeit.* 5.11.2015; S. 39

Lown B., Drews H. *Die verlorene Kunst des Heilens. Anleitung zum Umdenken.* Frankfurt am Main: Suhrkamp; 2004

Makarova J.A. et al. Exercise Immunology Meets MiRNAs. *Exercise Immunology Review.* 2014;20:135–164

McKinney C.H., Tims F.C., Kumar A.M., Kumar M. The effect of selected classical music and spontaneous imagery on plasma beta-endorphin. *J Behav Med* 1997;20:85–99

Mertin A. Bewegung schlägt Laborwerte. *Spiegel Online.* 1.1.2013

Michalk C. *Gesamteiweiß – Deine Lebensqualität.* Online unter: http://edubily.de/2014/12/gesamteiweiss-deine-lebensqualitaet; 2014

Mogaddam M.R. et al. Correlation between the Severity and Type of Acne Lesions with Serum Zinc Levels in Patients with Acne Vulgaris. *Biomed Res Int.* 2014; published online doi: 10.1155/2014/474108.

Moseley J.B. et al. A controlled Trial of Arthroscopic Surgery for Osteoarthritis of the Knee. *The New England Journal of Medicine.* 2002;347:81–88

Mowry J.B. et al. *Annual Report of the American Association of Poison Control Centers' National Poison Data System (NPDS): 31th Annual Report,* Online unter: http://www.aapcc.org/annual-reports; 2013

Münchhausen M. von. *So zähmen Sie Ihren inneren Schweinehund. Vom ärgsten Feind zum besten Freund.* Frankfurt am Main: Campus Verlag; 2002

Rönne R. von. Warum ihr alle psychisch gestört seid. *Die Welt.* 26.3.2015; Online unter: http://www.welt.de/kultur/article138785887/Warum-ihr-alle-psychisch-gestoert-seid.html

Sandberg V. Brustkrebs: Wie geht es nach der Heilung weiter? *Brigitte.* 2009; Online unter: http://woman.brigitte.de

Saum-Aldehoff T. Lesen schützt vor Depression. *Psychologie Heute.* 20.04.2001; Online unter: https://www.psychologie-heute.de/news/gesundheit-psyche/detailansicht/news/lesen_schuetzt_vor_depression/

Schlatterer C., Knoll G. *Ketogene Ernährung bei Krebs. Die besten Lebensmittel bei Tumorerkrankungen.* Lünen: Systemed Verlag; 2014

Schmitter E. Zweierlei Wunder. *Der Spiegel.* 2014;33; Online unter: http://www.spiegel.de/spiegel/print/d-128629175.html

Schnabel U. Die Kraft aus der Krise. *Die Zeit.* 5.11.2015; S. 37

Schubert C. *Psychoneuroimmunologie und Psychotherapie.* Stuttgart: Schattauer; 2015

Spork P. Hundert Jahre und noch mehr: Mäßig essen, Sport und Rotwein. *Frankfurter Rundschau.* 30.08.2008

Warren K.J. et al. Exercise Improves Host Response to Influenza Viral Infection in Obese and Non-Obese Mice through Different Mechanisms. *PLOS One.* 2015;10(6): e0129713. doi: 10.1371/journal.pone.0129713

Weizsäcker V. von. *Warum wird man krank? Ein Lesebuch.* Frankfurt am Main: Suhrkamp; 2008

Wolf S. *Martin Buber zur Einführung.* Hamburg: Junius; 1992

Woratschka R. Korrupte Ärzte und Pharma-Vertreter kosten Kassen Milliarden. *Die Zeit online.* 27.5.2011; Online unter: http://www.zeit.de/wirtschaft/2011-05/krankenkassen-beitragsverschwendung

Zschucke E. et al. The stress-buffering effect of acute exercise: Evidence for HPA axis negative feedback. *Psychoneuroendocrinology.* 2015;51:414–425. DOI:10.1016/j.psyneuen.2014.10.019

Register